编　者（按姓氏笔画排序）

王　燕　南京医科大学第三附属医院（常州市第二人民医院）

王　鑫　绍兴市人民医院

王友庆　湖州市中心医院

王文龙　温岭市第一人民医院

王汉伟　蚌埠市第三人民医院

叶晓华　温州医科大学附属第二医院

华　丽　金华市中心医院

刘　婷　南京医科大学第三附属医院（常州市第二人民医院）

孙国民　南京医科大学第三附属医院（常州市第二人民医院）

牟晓月　台州市第一人民医院

何　生　台州骨伤医院

应振华　浙江省人民医院

张传富　上海中医药大学附属第七人民医院

张宝国　徐州市第一人民医院

陈　叠　温岭市第一人民医院

陈　曦　南京医科大学第三附属医院（常州市第二人民医院）

陈梦洁　温岭市第一人民医院

陈高峰　温岭市第一人民医院

陈雪丹　温岭市第一人民医院

金珍木　温州市中心医院

耿亚琴　南京医科大学第三附属医院（常州市第二人民医院）
夏晓茹　温州医科大学附属第一医院
钱万生　甘州区人民医院
郭漂漂　温岭市第一人民医院
蒋　琼　台州市立医院
程勇军　温岭市第一人民医院
熊俊慧　丽水市人民医院
魏　巍　宁波大学附属阳明医院

浙江省康复医学会风湿免疫病康复专业委员会推荐

降低尿酸 远离肿痛

痛风患者疾病康复攻略

主　审　应振华

主　编　王文龙　程勇军

副主编　蒋　琼　牟晓月　孙国民

人民卫生出版社

·北　京·

图书在版编目（CIP）数据

降低尿酸，远离肿痛 ：痛风患者疾病康复攻略 / 王文龙，程勇军主编. -- 北京 ：人民卫生出版社，2025. 9. -- ISBN 978-7-117-38517-6

Ⅰ. R589. 709

中国国家版本馆 CIP 数据核字第 2025CV3375 号

降低尿酸，远离肿痛：痛风患者疾病康复攻略

Jiangdi Niaosuan, Yuanli Zhongtong:
Tongfeng Huanzhe Jibing Kangfu Gonglüe

主　　编：王文龙　程勇军
出版发行：人民卫生出版社（中继线 010-59780011）
地　　址：北京市朝阳区潘家园南里 19 号
邮　　编：100021
E - mail：pmph @ pmph.com
购书热线：010-59787592　010-59787584　010-65264830
印　　刷：三河市宏达印刷有限公司
经　　销：新华书店
开　　本：710 × 1000　1/16　　印张：11
字　　数：157 千字
版　　次：2025 年 9 月第 1 版
印　　次：2025 年 10 月第 1 次印刷
标准书号：ISBN 978-7-117-38517-6
定　　价：58.00 元
打击盗版举报电话：010-59787491　E-mail：WQ @ pmph.com
质量问题联系电话：010-59787234　E-mail：zhiliang @ pmph.com
数字融合服务电话：4001118166　E-mail：zengzhi @ pmph.com

序言

在风湿免疫病慢病管理的领域里，程勇军、王文龙医生团队可谓经验丰富、成绩斐然。他们不仅创立了“风湿科普大全”公众号，以通俗易懂的方式为大众普及风湿免疫病相关知识，还积极开发了“风湿管家”慢性疾病管理小程序，为超过60万名患者提供了高效、便捷的诊后管理服务。

“风湿科普大全”公众号和“风湿管家”小程序这两个平台，吸引了来自全国各地热爱科普和慢性疾病管理的医护人员。这些志同道合的医护人员自发地聚集在一起，共同成立了“风湿慢病管理联盟”。该联盟致力于为广大风湿免疫病患者提供更为丰富、深入的科普内容以及更加高效、个性化的诊后管理服务。

近年来，高尿酸血症和痛风的发病率逐年上升，特别是青少年患者的数量在不断增加，这无疑给社会和家庭带来了沉重的负担。然而，令人遗憾的是，公众对这两种疾病的认识仍然不足，许多患者在发病初期并未得到及时有效的治疗，从而错过了最佳的治疗时机。

正是在这样的背景下，“风湿慢病管理联盟”核心成员决定撰写《降低尿酸，远离肿痛：痛风患者疾病康复攻略》这本关于高尿酸血症和痛风的科普书籍。他们深知，只有提高患者对疾病的认识，才能使患者更好地配合治疗，从而达到更好的治疗效果。因此，他们选择以患者常见的误区为切入点，通过临床经典场景和专业的科普知识，深入浅出地进行知识普及。

这本书的特点在于，不是仅讲解晦涩难懂的理论，而是突出实用性和可操作性，用通俗易懂的语言，解释了高尿酸血症和痛风的发病机理、临床表现、治疗方法、预防措施及常见误区。同时，结合大量临床实际案例，让患者能够更加直观地了解这两种疾病，从而更好地应用到生活中。

我们相信，这本书的出版必将为广大高尿酸血症和痛风患者带来福音。它不仅能够提高患者对疾病的认识，还能够帮助患者更好地配合治疗，从而达到更好的治疗效果。衷心希望，每一位读者都能够从这本书中受益，走出疾病的阴影，重获健康和幸福。

最后，我们要感谢“风湿慢病管理联盟”专家们的辛勤付出和无私奉献。他们的努力和智慧，为风湿免疫病慢病管理领域注入了新的活力。期待他们能继续创作更多的科普作品，为更多的患者带来希望和力量。

国家皮肤与免疫疾病临床医学研究中心主任

北京协和医学院长聘教授

曾小峰

2025 年 7 月

前言

随着人们生活水平的提高和饮食结构的改变，高尿酸血症和痛风已悄然成为影响人们健康的常见疾病。据统计，我国有多达 1.2 亿的高尿酸血症患者和 2 000 万的痛风患者，并且这个数字还在持续增长。高尿酸血症不仅是导致痛风的元凶，更是心脑血管疾病、肾病、糖尿病和高血压的危险因素。这意味着，如果不能正确认识和对待高尿酸血症，它可能成为我们健康道路上的巨大隐患。

当前，许多人对高尿酸血症和痛风的认识存在诸多误区。在饮食方面，要么放纵自我、暴饮暴食，将身体置于危险之境；要么过度谨慎，什么也不敢吃，导致营养失衡。在心态方面，要么过于焦虑、恐慌不安，陷入无尽的担忧与迷茫；要么轻视疾病、漫不经心，最终付出沉重的健康代价。在治疗方面，要么忽视疾病的早期信号，错失了最佳的治疗时机；要么盲目跟风，听信一些不科学的偏方，让疾病更加复杂难缠。这些误区不仅影响了疾病的治疗效果，还可能加重病情，给患者带来更大的痛苦。因此，我们深感科普的重要性。为了让更多患者了解高尿酸血症和痛风的相关知识，走出误区，我们撰写了《降低尿酸，远离肿痛：痛风患者疾病康复攻略》这本科普图书。

本书在结构布局上巧妙地融合了“典型场景＋专业科普＋医护箴言”三个模块。在典型场景部分，通过生动的小故事，真实再现了临床工作中的经典场景，使读者能够身临其境地感受到步入误区的危害性与规范治疗的重要性。在专业科普部分，运用深入浅出的语言，将专业医学知识转化为通俗易懂的表述，让读者能够轻松掌握并灵活应用于日常生活中。在医护箴言部分，以精炼的语句，提纲挈领地总结科普内容，帮助读者迅速把握重点，深化理解。这样的结构安排既富有吸引力，又极具实用性，为读者提供了一本既有趣又有益的医学科普读物。在内容的编排上，以患者常见的误区为切入点，通过典型的案例深刻揭示步入这些误区的潜在危害。随后，从正、反两方面详细剖析误区形成的原因，并指出正确的做法。这种深入浅出的讲解方式，可以让读者从反面案例中汲取教训，避免重蹈覆辙，同时能够更好、更全面地理解书中所传达的知识。

通过这本书，我们希望能够引导患者正确认识和对待高尿酸血症和痛风，走出误区，加入规范治疗的队伍。同时，我们也希望这本书能够成为医护人员与患者之间沟通的桥梁，为患者的健康保驾护航。

王文龙

2025 年 7 月

目录

第一章 为什么会患高尿酸血症和痛风

第二章 高尿酸血症和痛风的全身性危害：从关节到内脏

第三章 我就想单独检查血尿酸，医生为什么说检查项目还不够

第四章 现在没做好吃药的准备，还有哪些方法可以降低尿酸

第五章 痛风患者的镇痛治疗大有讲究

第六章 降尿酸治疗才是“临床治愈”的保障

第七章 “痛风神药”和“特效疗法”解析

第八章 痛风杂谈

第一章

为什么会患
高尿酸血症和痛风

如果父母或直系亲属血尿酸不高，自己却患高尿酸血症，会是什么原因呢

典型场景

小王今年 31 岁，正是风华正茂的年纪。身为公司的业务经理，他日常总是忙于各种应酬，酒桌上的觥筹交错成了他生活的常态。在这样的生活节奏下，他慢慢长出了“啤酒肚”，体重也逐渐攀升。

某天应酬后的晚上，他突然觉得自己的大脚趾肿痛难忍，走路都成了问题。于是，在家人的搀扶下他来到医院急诊，检查结果显示他的血尿酸高达 610μmol/L，远超正常范围（血尿酸 < 420μmol/L）。看过化验单后，医生严肃地告诉他，这是痛风的典型症状。

小王震惊不已，自己年轻力壮，家族里也没有痛风病史，为何会患上这种病？他回想起那些觥筹交错、日夜颠倒的日子，那些无休止的应酬和醉酒，心中涌起一股说不出的无奈和疑惑。痛风，这个曾经离他如此遥远的词汇，如今却成了他生活的一部分。小王站在医院的走廊上，望着窗外熙熙攘攘的人群，心中充满了迷茫和不安，急需得到安慰和对疾病的全面认识，以期改变生活方式，战胜病魔。

专业科普

高尿酸血症的确具有一定的遗传性，原发性高尿酸血症患者通常携带遗传易感基因。如果父母或直系亲属患有高尿酸血症，子女后代的患病率可能随之增加。然而，这并不意味着携带这些遗传基因的人一定会发病。高尿酸血症或痛风的发生往往是在一定的遗传背景下，在不良生活方式（吸烟、酗酒、暴饮暴食、久坐不动等），疾病（银屑病、慢性肾脏病和遗传性疾病等），药物（化疗药物、环孢素、利尿剂等）等因素诱发下才逐渐发生的。

也就是说，在父亲和儿子同时存在高尿酸血症或痛风的易感基因情况下，如果父亲生活习惯健康，可能不会出现高尿酸血症或痛风，但儿子有暴饮暴食、酗酒等不良习惯，很可能会诱发高尿酸血症或痛风。因此，不良生活方式往往是关键的触发因素。

医护箴言

小王的父母和直系亲属虽然没有痛风病史，但他不良的饮食习惯以及由此导致的腹型肥胖，均是导致高尿酸血症和痛风的原因。值得一提的是，高尿酸血症或痛风很少是单一原因所致，其原因往往是多方面的，应该注意排查。因此，不能简单地认为没有家族史就不会得痛风。

不到 30 岁的年轻女性血尿酸升高，做个 B 超竟然就找到原因了

典型场景

李女士今年 28 岁，是个注重健康生活的年轻女性。她平时严格控制饮食，没有任何不良嗜好，然而在一次体检中，她的血尿酸水平却高达 502μmol/L，这让她倍感困惑。

在医生的详细询问下，李女士提到自己脸上的痤疮（也就是常说的“痘痘”）一直是个问题，而且月经也不规律。医生敏锐地察觉到这可能不是简单的血尿酸升高，于是为她安排了妇科彩色多普勒超声检查（简称“B 超”“彩超”）和基础性激素检查。检查结果显示，李女士的卵巢存在多囊改变，结合她的症状和基础性激素水平，医生诊断她患有多囊卵巢综合征。医生告诉她，正是这个病引起胰岛素抵抗、代谢紊乱和激素水平异常，影响

了尿酸的正常排泄，从而导致血尿酸升高，甚至可能进一步引发痛风。

专业科普

绝经前的女性因为有雌激素的保护（雌激素能促进尿酸的排泄），一般不会出现高尿酸血症，从医院化验单上血尿酸的正常范围就可以发现，绝经前女性血尿酸的正常范围比男性低 60μmol/L 左右。如果未绝经的年轻女性发现血尿酸升高，同时有月经不调、痤疮、肥胖、多毛等症状，需要高度怀疑患有多囊卵巢综合征，做个 B 超，再检测一下血液中性激素水平一般就可以明确了。多囊卵巢综合征患者体内雄激素水平高、雌激素水平低，增加了胰岛素抵抗的风险，影响正常的尿酸代谢，即常常减少尿酸的排泄，且容易合并代谢综合征，这些原因都会导致血尿酸升高。

医护箴言

因为雌激素有助于肾脏排泄尿酸，所以通常女性在绝经后才容易出现高尿酸血症。年轻女性如出现高尿酸血症，应务必重视查找病因。

肿瘤科为什么有这么多的高尿酸血症患者

典型场景

1

老王今年 68 岁，退休前是一名受人尊敬的教师。他一直以来都非常注重养生，从不吸烟，也不喝酒，身材保持得相当好。每年他都会进行体检，每次的体检结果都显示各项指标均正常，这让他对自己的健康状况非常有信心。

然而，老王在今年陪妻子去医院看病时，顺便做了个血生化检查，结果却显示他的血尿酸升高，达到了 520μmol/L。这让老王感到非常奇怪，他平时非常注意饮食，对高嘌呤食物都避而远之，而且家族中也没有高尿酸血症的病史。他实在想不通为什么自己的血尿酸会突然升高。

老王对自己的健康状况非常重视，于是立刻决定进行全面的健康体检。在胸部 CT 扫描时，医生发现了一个肿块，怀疑是肿瘤。经过进一步的检查和手术，最终确诊为肺癌。老王在震惊之余也深感庆幸，幸亏及早发现了这个问题，及时进行了治疗。

2

小张，一位年仅 20 岁的年轻人，正值青春年华，却被笼罩在急性白血病的阴影之下。他以前从未有过关节肿痛的经历，但命运似乎并不眷顾他。在血液科接受化学治疗（简称“化疗”）的艰难时期，小张突然感到右膝关节传来剧烈的疼痛，红、肿、热、痛的症状让他无法下地行走。不仅如此，他还发现自己的尿量明显减少。经过医生的检查，小张的血尿酸水平高达 992μmol/L，血肌酐升至 257μmol/L。这些异常的指标和其他相关的专业检查结果让医生做出了一个沉重的诊断——继发性痛风和急性肾衰竭。

面对这突如其来的打击，小张心中充满了疑惑，自己的生活方式非常健康，从不暴饮暴食，也不饮酒，极少喝饮料，为什么会出现血尿酸升高，而且还出现肾功能衰竭呢？

专业科普

尿酸是嘌呤代谢的产物。人体每日产生的尿酸，20% 来源于含嘌呤的食物，80% 来源于人体内自身新陈代谢产生的嘌呤（主要来源于死亡的细胞）。

健康人体每天都有很多细胞死亡，同时也会有很多新的细胞生成，死亡细胞内的嘌呤就会被代谢生成尿酸。所以，死亡的细胞越多，尿酸生成越多，血液中的尿酸也会升高。肿瘤科收治的患者基本罹患的都是恶性肿瘤，而肿瘤细胞有一个特点，就是生长得特别快，相应地，每天死亡的肿瘤细胞也多，所以生成的尿酸也多。

另外，接受了治疗（放射治疗、化学治疗等）的恶性肿瘤患者，短时间内会有大量的肿瘤细胞被杀死，从而生成大量尿酸，血液中尿酸水平会急速升高，可达到上千（μmol/L）的水平，大量尿酸结晶会阻塞肾小管、集合管等排尿通道，造成急性尿路梗阻而发生急性肾衰竭，后果严重。

可见，案例 1 中的老王血尿酸升高是由于肿瘤细胞代谢旺盛，产生过多尿酸所致；案例 2 中的小张血尿酸升高是由于化疗药物导致体内大量细胞死亡，从而生成大量尿酸，导致血尿酸急剧升高，尿酸盐结晶沉积在关节，诱发急性痛风性关节炎，同时大量尿酸盐结晶沉积在肾脏，造成急性肾衰竭。

医护箴言

肿瘤患者血尿酸升高的两个主要原因：**肿瘤本身所致的高代谢**和**肿瘤治疗导致的细胞坏死**。

身材苗条的人血尿酸升高，需要注意这个原因

典型场景

张女士今年 22 岁，正值青春年华，身材苗条，充满活力。她一直保持着健康的生活方式，家族中也没有高尿酸血症病史。然而，在入职体检时，她意外地发现自己的血尿酸水平高达 536μmol/L，远超正常范围（< 360μmol/L）。

这让她感到十分困惑和担忧，于是来到门诊寻求医生的帮助。

医生在查体时发现张女士的心跳异常快速，同时还满头大汗。这些症状引起了医生的警觉，怀疑张女士可能患有甲状腺功能亢进症，就是大家常说的“甲亢”。为了进一步验证这一猜测，医生为她安排了甲状腺功能检查。检查结果显示，张女士的甲状腺激素水平异常升高，确诊为甲亢。医生告诉她，甲亢可能导致新陈代谢加快，造成尿酸生成增加和排泄减少，引起血尿酸水平的升高。为了治疗甲亢和降低血尿酸水平，医生为张女士开具了抗甲亢药物。经过一段时间的治疗，张女士的甲亢症状逐渐缓解，血尿酸水平也慢慢恢复正常。她感慨万分，庆幸自己及时找到了病因并接受了正确的治疗。

专业科普

甲亢是指甲状腺产生的甲状腺激素过多而引起的甲状腺毒症。甲状腺激素会增加人体的代谢率，使尿酸合成增加，同时会抑制尿酸的排泄，从而导致血尿酸的升高。

高尿酸血症患者一般来说体型偏胖，如果一位高尿酸血症患者体型不胖甚至消瘦，却查出来血尿酸升高，需要警惕是否患有甲亢。从症状角度，多出现怕热、多汗、多食易饥、心悸、焦躁等表现；从化验检查角度，可以检查甲状腺功能、甲状腺抗体、甲状腺超声。如果症状和化验均符合，就可以诊断为甲亢了。

医护箴言

甲状腺疾病也是导致血尿酸升高的重要原因，除了甲亢外，甲状腺功能减退症（简称“甲减”）也容易导致血尿酸升高。检测甲状腺功能有助于及时发现甲状腺疾病所致的高尿酸血症。

到底是“肾不好”引起的血尿酸高，还是血尿酸高引起的“肾不好”

典型场景

1

老孙，一位年届75岁的老者，多年来与糖尿病相伴，20多年的病史像一块沉重的石头，压在他的心头。然而，命运似乎并未因此放过他。就在两天前，他的右足第1跖趾关节突然肿胀起来，疼痛难忍。他忍不住用手轻轻触摸，只觉得一阵灼痛传遍全身。在老伴儿的陪同下，老孙急忙赶到了医院。经过一系列的检查，医生告诉他，他的血尿酸值高达635μmol/L，血肌酐值也达到了320μmol/L。这两个数字，对于老孙来说，无疑是晴天霹雳。他的心中充满了恐惧和无助。医生在回顾他之前的检查记录时，发现了一个令人担忧的事实。原来，老孙的尿蛋白阳性已经持续了8年之久，而血肌酐值也在过去的5年里逐年上升。这一切，都指向了一个残酷的事实——他的糖尿病已经引发了肾脏病，进而导致了慢性肾衰竭。而这，正是他高尿酸血症的根源所在。

2

李先生，56岁，正值事业上升期，应酬频繁，酒桌上的推杯换盏成了他生活的常态。他自恃身体强健，从未进行过体检。然而，一些慢性疾病往往就在不经意间降临。某天早晨，李先生发现自己下肢竟然出现了水肿，而且小便量也变得异常少。他心中一紧，赶紧前往医院进行检查。检查结果显示，血尿酸值高达1 020μmol/L，血肌酐也升到了480μmol/L，这两个数字都远远超出了正常范围。尿白蛋白虽然正常，但尿 α_1 微球蛋白和尿 β_2 微球蛋白却明显升高。医生看着这些指标，眉头紧锁，通过各项检查和症状表现最终给出了诊断：尿酸性肾病、急性肾衰竭。听到这个结果，李先生如同被重锤击中，一时之间无法接受。他这才意识到，平时应酬多、喝酒多对身体的危害有多大。如今，他不仅要面对疾病的折磨，还要承受心理上的巨大压力。

专业科普

“肾不好”和高尿酸血症之间的关系是复杂的，它们可以相互影响，形成一个恶性循环。

一方面，“肾不好”确实会导致血尿酸升高。慢性肾小球肾炎、肾病综合征、糖尿病肾病、高血压肾损害等若未得到有效控制，日久会影响肾功能，出现肾功能不全（化验提示血肌酐明显升高）。肾脏是排泄尿酸最主要的器官，肾功能不全以后，肾脏排泄尿酸能力下降，从而导致血尿酸的升高。

另一方面，血尿酸高也会引起“肾不好”。长期的高尿酸血症会对肾脏造成损害，出现尿酸性肾病、尿酸性结石等。尿酸在肾脏中会形成微结晶，这些结晶会进一步破坏肾脏的结构和功能，导致肾功能下降，进一步加重高尿酸血症。

因此，“肾不好”和高尿酸血症之间是相互作用的。肾功能不全可能导致血尿酸升高，而高尿酸血症又可能进一步损害肾功能。当发现血尿酸升高时，务必检查肾功能、尿常规、尿微量蛋白等，进一步明确是“肾不好”引起的尿酸高，还是尿酸高引起了“肾不好”。

案例 1 中的老陈有多年糖尿病病史，后来出现糖尿病肾病，早期虽表现为尿蛋白升高但肾功能往往正常，若不加以控制，会导致肾功能下降，出现肾衰竭，导致尿酸排泄减少，进而出现高尿酸血症，尿酸沉积在关节，日久就会导致痛风发作。

案例 2 中的李先生尿白蛋白正常，说明没有肾小球损伤。尿 α_1 微球蛋白和尿 β_2 微球蛋白明显升高，提示存在肾小管损伤。而尿酸性肾病的典型表现就是肾小管损伤，因此，符合尿酸性肾病。血肌酐 480μmol/L，提示肾衰竭。肾脏是产生尿液的器官，肾衰竭后，尿量减少，体内水分无法通过肾脏排泄，从而导致下肢水肿。

医护箴言

慢性肾脏病患者因尿酸排泄减少而发生高尿酸血症，高尿酸血症也会导致肾脏病的发生或加重肾脏病的进展。

肥胖会引起血糖升高，没想到也会引起血尿酸升高

典型场景

张先生，一位年仅 32 岁的青年，身高 168cm，体重高达 100kg，体重指数更是惊人的 35.4kg/m^2。按照世界卫生组织的标准，张先生属于肥胖范畴。然而，张先生对此却并不在意，他总觉得自己虽然体型偏胖，但身体一直都很健康，每年的体检结果也都很正常。因此，他依旧大吃大喝，毫不在意自己的体重问题。

从去年开始，张先生出现明显的口干、多饮，于是他赶紧去医院检查，最终被诊断为肥胖、2 型糖尿病、高血压、高尿酸血症。医生告诉他，这些疾病都与他长期肥胖有关，暂时需要通过药物来控制病情，如果想告别药物，必须进行科学减肥。面对两种降血糖药、两种抗高血压药和一种降尿酸药，张先生犹如身处梦境中，不敢想象自己的未来。

在医生的建议下，张先生开始严格控制饮食，增加运动量，努力减肥。经过半年的努力，他的体重成功地从 100kg 减到了 75kg。随着体重的下降，他的身体状况逐渐好转，药物也逐渐减停。现在，张先生的血糖、血压、血脂和血尿酸都已经稳定在正常范围，他也重新找回了健康和自信。

专业科普

肥胖于健康而言还真的是“万恶之源”，我们老百姓经常讲的“三高”（高血压、高血糖、高血脂）和它息息相关。随着近年来高尿酸血症发病率的增加，“三高”已经变成了“四高”（高血压、高血糖、高血脂、高尿酸），它们彼此之间是相互“成就”的难兄难弟，而且还非常团结一致地促成了对心、脑、肾等重要脏器的损害，如冠心病、脑梗死、肾衰竭等。

把体重减下来，“四高”都会相应地得到改善。有研究表明，与没有体重变化的高尿酸血症患者相比，减重≥ 10kg 的患者血尿酸水平平均下降了 37μmol/L 之多；对于肥胖的高血压患者来讲，如果体重下降 10kg，可以使收缩压降低 5 ~ 20mmHg；超重的高脂血症患者，体重每下降 5% ~ 10%，甘油三酯能降低 20% 左右；对于初发的肥胖的 2 型糖尿病患者，通过减肥可以使血糖恢复到正常水平。

医护箴言

肥胖可导致“四高”，通过减重可以减轻“四高”的程度。在疾病早期，通过减重有可能达到不用吃药自行治愈的效果。

更年期以后脾气大了，为什么血尿酸也高了

典型场景

李阿姨，一位勤劳又温柔的中年妇女，今年 51 岁，自从 1 年前绝经后脾气见长，变得急躁易怒。她十分关注自身健康，定期去医院进行体检，生

怕有什么小病没及时发现。这天，她拿到了最近的体检报告，发现自己的血尿酸值超标了。这让她十分焦急，急忙跑到医院来寻求医生的帮助。医生仔细看了体检报告，然后微笑着对她说："李阿姨，您别担心，您的尿酸值其实并不高，属于正常范围。"李阿姨一听这话，顿时有些疑惑不解，指着体检报告上的数字说："医生，您看，我的血尿酸是 385μmol/L，而参考范围是 155 ~ 357μmol/L，而且我复查了几次，血尿酸基本都是 380μmol/L 左右，这明明就超过正常范围了，怎么不是高尿酸呢？"

专业科普

首先，更年期是一个生理和心理都会发生显著变化的阶段。女性在更年期时，由于卵巢功能逐渐衰退，雌激素水平下降，可能导致身体出现一系列不适症状，如潮热、盗汗、失眠等。这些不适症状可能直接影响情绪，变得较为急躁或易怒。同时，更年期也可能带来心理压力和情绪波动，进一步影响情绪状态。

而血尿酸升高可能与多种因素相关。一方面，更年期期间，由于雌激素水平的变化，可能影响身体对尿酸的代谢和排泄；另一方面，不良情绪也会影响尿酸的代谢。此外，缺乏运动、高嘌呤饮食、酗酒等不良生活习惯以及体重超标也可能对尿酸产生负面影响。

绝经前女性的尿酸参考值一般不超过 360μmol/L，而绝经后女性的血尿酸应该是和男性同样的参考范围，即不超过 420μmol/L。但因为大部分医院没有把绝经前和绝经后女性的血尿酸参考范围分别进行设置，所以导致很多绝经后女性误以为自己血尿酸超标，严格控制饮食，减少了美食带来的乐趣，更有甚者还自行服用降尿酸药物。

在此提醒广大绝经后女性，注意绝经后正常血尿酸范围。

医护箴言

女性的血尿酸水平会随月经周期而变化，内源性雌二醇水平对尿酸排泄有促进作用。所以，女性多在绝经后才出现高尿酸血症。

医生看了一眼药袋子，告诉我血尿酸升高的罪魁祸首是这个抗高血压药

典型场景

林阿姨今年 61 岁，两天前无缘无故地出现右踝关节红肿、疼痛，寸步难行，来医院进行了 X 线检查，结果骨头没事儿，查了一下血尿酸值为 569μmol/L，被诊断为痛风。

林阿姨表示不解："我平时吃素食，不吸烟、不饮酒，没有肥胖，每天坚持锻炼身体，怎么会尿酸高呢？"

风湿科医生非常有经验，问了一下林阿姨是不是患有高血压，在口服什么降压药物。林阿姨拿出药袋子，医生一眼瞥见了"培哚普利吲达帕胺片"的药盒子，耐心地解释道："就是这个药惹的祸！这个降压药是一个复方制剂，其中的吲达帕胺是利尿剂，有升高尿酸的副作用。"在医生的指导下，林阿姨更换了不含利尿剂的降压药物，1 个月后复查血尿酸明显下降。

专业科普

有些抗高血压药可以导致血尿酸升高，主要是利尿剂和 β 受体阻滞剂（如美托洛尔），其中利尿剂影响最大。下面总结了常见的利尿剂以及含有利尿剂的抗高血压药供广大患者参考。

1. 常见可引起血尿酸升高的利尿剂　如吲达帕胺片、氢氯噻嗪片、呋塞米片、氨苯蝶啶片等。

2. 含有利尿剂的复方制剂　如厄贝沙坦氢氯噻嗪片、氯沙坦钾氢氯噻嗪片、培哚普利吲达帕胺片、复方利血平氨苯蝶啶片等。

3. 听起来像中成药的抗高血压药　如珍菊降压片，其实它的主要有效成分就是氢氯噻嗪和可乐定，而氢氯噻嗪是常见的利尿剂。

所以大家拿到抗高血压药时不要单纯看它的商品名（如北京 0 号、寿比山、珍菊降压片等），而是要搞清楚它的成分究竟是什么，是不是含有利尿剂，如果搞不清楚可以咨询医生。

凡事都有两面性，利尿剂虽然有升高血尿酸的不良反应，但其降压效果还是非常显著的，而且对于心功能不全者的治疗有着无可替代的作用。如果是不用利尿剂就降不下来的难治性高血压，或者存在心功能不全的情况，是不能随便停用利尿剂的。

目前，利尿剂因为显著的降压效果广泛地应用于高血压人群中，而像林阿姨这样因为服用利尿剂导致血尿酸升高的例子数不胜数。高血压患者如果发现血尿酸升高，首先要检查一下自己服用的降压药是否含有利尿剂，如果有的话，需要在医生的指导下进行调整。

医护箴言

利尿剂虽然能降低血压，但会导致血尿酸水平升高。若病情允许，高尿酸血症和痛风患者应尽量避免使用这类药物。

降血糖药中竟然隐藏这么多引起血尿酸升高的帮凶

典型场景

老王今年 56 岁，两年前体检发现血糖和血尿酸升高，被诊断为 2 型糖尿病、高尿酸血症。医生给予二甲双胍降血糖治疗，并嘱咐控制饮食，加强运动。老王服用了一段时间，发现血糖下降不明显，心里有些焦急，他开始四处打听有无更好办法。

有一天，老王听到隔壁邻居说起格列美脲，说这种药降糖效果很好。老王心想，既然降糖效果好，应该能对他的病情有所帮助。于是，他毫不犹豫地自行购买了格列美脲片，并按照说明书开始服用。果然，服用格列美脲片后，老王的血糖水平得到了有效控制。然而，1 年以后，他却发现自己的右足背开始肿痛。老王感到非常痛苦，赶紧来到医院进行检查。经过一系列检查，医生告诉老王，他患上了痛风。原来，格列美脲虽然能够有效降低血糖，但同时也可能导致血尿酸水平升高，从而诱发痛风。老王听后恍然大悟，他后悔自己没有听从医生的建议，而是盲目自行购药服用。

专业科普

降血糖药可能使血尿酸水平升高或降低，合并高尿酸血症或痛风的患者务必注意。

1. 可升高血尿酸水平的降血糖药　磺脲类降血糖药（格列本脲、格列美脲、格列齐特等），胰岛素。长期使用可能促进尿酸合成和增加肾脏对尿酸的重吸收，升高血尿酸。因此，长期使用上述降血糖药的患者需要警惕药物引起的高尿酸血症。

2. 可降低血尿酸水平的降血糖药　α- 葡萄糖苷酶抑制剂（阿卡波糖、

伏格列波糖），噻唑烷二酮类药物（罗格列酮、吡格列酮），二肽基肽酶4（DDP-4）抑制剂（西格列汀、利格列汀、阿格列汀、维格列汀、沙格列汀等），钠-葡萄糖协同转运蛋白2（SGLT-2）抑制剂（达格列净、恩格列净、卡格列净、艾托格列净）以及二甲双胍（肾功能不全时不宜使用），具有轻度降低血尿酸的作用。因此，这些药物可以作为合并高尿酸血症或痛风的糖尿病患者的首选。

3. 对血尿酸无影响的降血糖药　格列喹酮、瑞格列奈等对血尿酸影响不大，也可以作为合并高尿酸血症或痛风的糖尿病患者的选择。

医护箴言

药物所致的高尿酸血症在临床中并不少见，如果出现血尿酸升高，在就诊时一定要告知医生既往用药史，有助于查找血尿酸升高的原因。

结核病还没治好，怎么血尿酸突然翻一倍

典型场景

小王，一位年仅21岁的年轻人，两个月前被诊断出患有“左侧结核性胸膜炎”。面对这一突如其来的疾病，他并没有退缩，而是积极配合医生的治疗，开始服用“四联”抗结核药物，即异烟肼、利福平、乙胺丁醇和吡嗪酰胺。

然而，在用药1个月后，小王去医院进行常规复查时，却得到了一个令人惊讶的结果：他的血尿酸水平竟然高达917μmol/L，远远超出了正常范围。小王感到十分不解，因为他记得在3个月前的体检中，自己的血尿酸水平还是完全正常的，怎么突然就这么高了呢？

专业科普

一些抗结核药在治疗结核病的同时，可能悄无声息地导致另一个健康问题的出现，即高尿酸血症。这其中，吡嗪酰胺和乙胺丁醇等抗结核药物尤为引人关注。这些药物及其代谢产物在人体内的作用机制复杂，它们与尿酸在排泄路径上形成竞争关系。原本，尿酸作为人体新陈代谢的产物，应该通过肾脏顺利排出体外。然而，当吡嗪酰胺和乙胺丁醇等药物进入体内后，会与尿酸“抢占”排泄通道，导致尿酸无法正常排出。随着时间的推移，体内的血尿酸水平逐渐积累升高，进而可能引发高尿酸血症。

小王服用的乙胺丁醇、吡嗪酰胺这两种抗结核药物都可导致血尿酸升高，这种情况下，他可以服用降尿酸药来控制血尿酸。等抗结核治疗结束后，血尿酸也会逐渐恢复正常，到时候可以逐渐停用降尿酸药。

医护箴言

抗结核药，尤其是吡嗪酰胺常常导致血尿酸升高。在使用抗结核药治疗过程中，需要监测血尿酸水平，必要时进行药物调整。

预防脑卒中的阿司匹林竟然会引起血尿酸升高

典型场景

张大爷，72岁。两年来，他因为冠心病一直小心翼翼地照顾着自己的身体，按时服用阿司匹林肠溶片和阿托伐他汀钙片，希望能稳定病情，过上安稳的晚年生活。然而，最近的一次复查结果却让他有些担忧。报告显示，他的血尿酸水平升高，达到了486μmol/L，超过了正常范围。更令张大爷感到痛苦的是，他开始出现足背肿痛，走路时疼痛难忍，倍感煎熬。张大爷心中满是疑惑和不安，他不明白为什么自己的血尿酸会突然升高，更不明白这肿痛是如何来的。他回想起自己平时的饮食习惯，并没有特别偏好高嘌呤的食物，而且一直都很注重健康饮食。于是，他决定去医院咨询医生。经过一系列的检查和询问，医生告诉他，可能是由于长期服用阿司匹林肠溶片导致的血尿酸升高。张大爷听后恍然大悟，原来自己的病痛竟然与药物有关。

专业科普

使用中低剂量阿司匹林（小于2g/d），可抑制尿酸排泄，引起血尿酸轻度升高。而很多高尿酸血症患者合并有心脑血管疾病，需要长期使用低剂量阿司匹林。这种情况下，是否需要更换阿司匹林需要听从专科医生的建议。

一般情况下，心脑血管疾病患者会同时服用他汀类药物，而他汀类具有较弱的促尿酸排泄作用，可部分抵消阿司匹林引起的轻度血尿酸升高。如果患者只是轻微的血尿酸升高，而没有痛风发作，推荐多饮水，同时监测血尿酸水平。如果血尿酸水平明显升高，临床上证实阿司匹林增加了患者痛风发作的风险，可将阿司匹林换成氯吡格雷，但在更换氯吡格雷之前，建议先进行氯吡格雷基因检测，如果患者基因型显示氯吡格雷无效风险大，则不建议更换，而是加用降尿酸药物来控制血尿酸。

医护箴言

低剂量阿司匹林可能会减少肾脏排泄尿酸，若病情允许不建议痛风患者使用低剂量阿司匹林作为长期治疗方案。

做了很多检查，也没查出血尿酸为什么升高，很正常

典型场景

小叶，一位阳光帅气的 16 岁少年，身材挺拔，身高已经长到了 175cm，体重 65kg，线条匀称，总是给人一种健康、充满活力的感觉。小叶的生活习惯非常好，从不沾染烟酒，饮食也颇为规律，总是注重营养搭配。然而，命运却似乎在和他开玩笑。在学校最近的一次体检中，小叶的血尿酸值竟然高达 577μmol/L，这个结果让家人大为惊讶。他们难以置信地看着体检报告，心中充满了疑惑和担忧。小叶年纪轻轻，家中也无高尿酸血症的病史，为何血尿酸会升高呢?

带着满心疑虑，小叶的母亲决定带他去医院进行详细检查。医生认真地询问了小叶的病史，并为他安排了全面的检查。经过一系列细致的检查，除了血尿酸升高外，其他指标均正常。这个结果让小叶和母亲稍微松了一口气，但也让他们更加好奇，究竟是什么原因导致了小叶的高尿酸血症呢？现在没有查到具体原因，要不要去其他医院再检查一下呢?

专业科普

高尿酸血症可以分为继发性和原发性两种。

继发性高尿酸血症的原因明确，一是可引起血尿酸升高的药物，如利尿剂、小剂量阿司匹林、吡嗪酰胺、他克莫司等，通过询问病史可明确。二是可引起血尿酸升高的疾病，如肾脏疾病、恶性肿瘤、甲亢、多囊卵巢综合征、有机酸产生过多（如乳酸酸中毒、糖尿病酮症酸中毒、长期饥饿等），可以通过询问病史、体格检查以及相关检查进行明确。三是生活方式相关因素，如缺乏运动、酗酒、高嘌呤饮食（如过量摄入肉类、海鲜）及肥胖等。

但原发性高尿酸血症，绝大多数原因不明，仅1%左右的患者由先天性酶缺陷引起，如家族性幼年高尿酸性肾病、次黄嘌呤-鸟嘌呤磷酸核糖转移酶缺陷、磷酸核糖焦磷酸合成酶活性增高、Ⅰ型糖原累积症、遗传性果糖不耐受症等，可以查到明确的致病基因。其余的都没有明确的原因，只能笼统地说是遗传因素（多基因遗传）和自身因素（如饮食、生活方式、体型等）共同作用的结果。

医护箴言

只有继发性高尿酸血症和原发性高尿酸血症中极少数有明确致病基因的疾病可以查到明确的原因。绝大部分高尿酸血症是无法查出具体原因的，这也是目前无法治愈高尿酸血症的原因。

尿酸合成增加和排泄减少都可以引起血尿酸升高，我属于哪一种

典型场景

老张已经65岁了，平时身体还算硬朗，但今年的体检结果却让他忧心忡忡。报告显示，他的血尿酸值较正常值升高了，这让他不禁开始担心自己的健康状况。老张查阅资料后得知，血尿酸升高的原因分为尿酸合成增多型和尿酸排泄减少型两种，如果属于前者，需要使用抑制尿酸合成的降尿酸药；如果属于后者，则需要使用抑制尿酸排泄的降尿酸药。为了搞清楚自己属于哪种类型，他决定去医院咨询医生。

到了医院，医生详细询问了老张的病史和饮食习惯，并为他安排了24小时尿尿酸和尿肌酐、血尿酸和血肌酐等检查。老张按照医生的要求，认真

完成了所有的检查。几天后，老张拿到了检查结果。结果显示，他的24小时尿尿酸为421mg，计算得到的尿酸排泄分数为3.9%。医生告诉他，这个结果提示他的肾脏排泄功能不良，属于尿酸排泄减少型。

专业科普

《中国高尿酸血症和痛风诊疗指南（2019）》指出：可以依据24小时尿尿酸和尿酸排泄分数两个指标将高尿酸血症进行临床分型。即肾脏排泄不良型（排泄减少）、肾脏负荷过多型（合成增多）、混合型和其他型。

尿酸排泄分数（FEUA，以百分数表示）=（血肌酐 × 尿尿酸）/（血尿酸 × 尿肌酐）×100%

根据24小时尿尿酸和尿酸排泄分数将患者分为四型。

1. **肾脏排泄不良型** 24小时尿尿酸≤600mg（3.57mmol），且FEUA < 5.5%。

2. **肾脏负荷过多型** 24小时尿尿酸 > 600mg，且FEUA ≥ 5.5%。

3. **混合型** 24小时尿尿酸 > 600mg，且FEUA < 5.5%。

4. **其他型** 24小时尿尿酸≤600mg，且FEUA ≥ 5.5%。

了解到底是尿酸排泄减少还是尿酸合成增多导致血尿酸升高，有助于指导降尿酸药的选择。例如，如果尿酸排泄减少，优先选择苯溴马隆促进尿酸排泄；如果尿酸合成过多，优先选择别嘌醇或非布司他抑制尿酸合成。既往研究显示，80%～90%的原发性高尿酸血症属于尿酸排泄不良型，少部分由尿酸生成过多引起。由于24小时尿液标本留取比较麻烦，目前临床上医生很少去区分尿酸排泄减少还是尿酸生成过多。

医护箴言

24小时尿尿酸水平检测有助于鉴别尿酸排泄减少还是尿酸合成增多导致血尿酸升高，可以帮助医生选择降尿酸的药物。

第二章

高尿酸血症和痛风的**全身性危害：从关节到内脏**

血尿酸升高导致痛风的概率有多高

典型场景

李先生是一位中年白领，平时工作繁忙，饮食多以快餐为主。在一次体检中，他被查出血尿酸高达 504μmol/L，明显高于正常范围，但并未出现痛风症状。李先生开始感到焦虑不安，担心自己会患上痛风，影响工作和生活。他开始查阅大量关于高尿酸血症和痛风的资料，却发现相关信息纷繁复杂，感到更加困惑和担忧。他时常感到身体不适，即使是轻微的关节疼痛也会联想到痛风。他开始频繁地去医院检查血尿酸水平，每次看到数值稍有波动，就会陷入深深的忧虑之中。

在医生的建议下，李先生调整生活方式、控制饮食、增加运动，开始了他的非药物降尿酸治疗之旅。他逐渐学会了如何正确看待高尿酸血症，不再过分焦虑。经过一段时间的努力，血尿酸水平逐渐稳定下来，焦虑情绪也得到了缓解。

专业科普

很多患者发现血尿酸升高后会非常焦虑，担心会发展为痛风。研究表明，5% ~ 18.8% 的高尿酸血症患者会发展为痛风。血尿酸的数值越高，持续时间越长，痛风的发生概率就越大。也就是说，80% 的高尿酸血症患者不会发展为痛风。虽然不会发展为痛风，但是不意味着单纯有高尿酸血症的患者就可以该吃吃、该喝喝。用双能量 CT（可以特征性地鉴别出尿酸盐结晶）对无症状高尿酸血症患者的关节进行扫描，发现很多患者关节腔内存在尿酸盐晶体的沉积，只不过临床上没有表现出症状而已。高尿酸血症的危害远不止痛风性关节炎这么简单，后面会详细讲到。

医护箴言

80% 的高尿酸血症患者不会发展为痛风，但高尿酸血症危害很多，单纯高尿酸血症也需要进行非药物治疗干预。

我知道痛风会导致关节剧痛，但真的会导致残疾吗

典型场景

陈先生是一位事业有成的中年男士，平时忙于工作，对自己的身体状况并不十分关注。几年前，他就被诊断为痛风，但当时只是数月发作一次，并没有太在意，认为痛风只是小问题，随便吃点镇痛药就能好。然而，随着时间的推移，陈先生的关节疼痛越来越频繁，发作时的痛感也越来越强烈。但他仍然心存侥幸，认为自己身体强壮，能够扛过去，于是继续忽视这个问题。直到有一天，陈先生发现自己无法正常行走，脚踝处肿胀疼痛 1 个月未见好转，才肯去当地医院诊疗。经过检查，医生告诉他一个惊人的消息：他的踝关节内堆满了痛风石，软骨基本消失，骨组织也受到了严重的破坏，已经无法通过药物或手术恢复其正常功能。陈先生不敢相信，先后去北京、上海多家医院就诊，医生得出的结论相似，只能做到让其他关节不再疼痛，但踝关节功能的确无法恢复正常，因为已经出现骨破坏，而且破坏得相当严重，即使进行关节置换，也缺少底座，无法完成这种手术。听到这个消息，陈先生顿时感到心如刀绞，后悔不已。他想起自己过去对痛风的忽视，心中充满了恐惧和焦虑。他无法接受自己再也不能像正常人一样行走，无法再享受运动的乐趣。

专业科普

经历过急性痛风性关节炎的患者，对其疼痛程度大多记忆深刻，可急性痛风来得快去得也快，等到风平浪静，痛苦的记忆会慢慢淡去，最终消逝在时间的长河里。直到痛风再次发作，痛苦的记忆会被再次唤醒，患者甚至不得不半夜爬起来去急诊科治疗。

急性痛风性关节炎自然病程可达数天至数周，大多数自行缓解后进入无症状间歇期。但是容易复发，复发可发生于同一关节，逐渐转为慢性关节炎并出现关节畸形；或从下肢向上肢、从远端小关节向大关节发展，症状和体征渐趋不典型。多数患者越发越频繁，从 2 ~ 3 年发作一次，到 1 年发作数次，甚至到 10 余次，再到后来几乎没有缓解期；病情也越来越重，从初始 2 ~ 3 天就能缓解，到后面十天半个月都缓解不了；关节累及越来越多，初始发作往往只有单个关节受累，随着病程的延长，可能会同时出现多个关节红肿热痛，这时候就不再是吃几天药能缓解的事了。

慢性痛风患者还会出现痛风石。痛风石是痛风的特征性临床表现，为尿酸盐结晶沉积在软骨、滑膜、肌腱、腱鞘及皮下组织形成的结节，常发生于耳廓、跖趾、指间、掌指、肘关节，关节远端多见。痛风石多呈黄白色，可小如米粒，大如鸡蛋。严重者痛风石逐渐增大，外表皮肤发亮、菲薄，可破溃排出白色豆渣样尿酸盐结晶，并形成瘘管，瘘管周围组织形成慢性肉芽肿。慢性痛风性关节炎及痛风石会破坏关节，侵蚀骨质，使其呈穿凿样或虫蚀样改变，并导致关节肿胀、僵硬、畸形、周围组织纤维化和活动受限，具有致残性。

由于痛风患者病程早期发作频率较低，部分患者 2 ~ 3 年才发作一次，大部分患者会觉得无所谓，痛起来吃吃镇痛药或者注射激素就很快好了。但随着病程的进展，关节炎发作的频次和每次累及的关节数目都会越来越多，程度越来越重，患者会发现激素和镇痛药的效果越来越差。有些患者会出现痛风石，侵蚀关节，导致关节功能障碍。千万要吸取教训，切莫出现残疾才追悔莫及。

医护箴言

慢性痛风性关节炎及痛风石会破坏关节，侵蚀骨质，导致关节肿胀、僵硬、畸形、周围组织纤维化和活动受限，具有致残性。

肾结石 17 年，每年手术取石，却不知道是血尿酸高惹的祸

典型场景

张先生是一位 54 岁的中年男子，患有痛风多年，却从不控制血尿酸，每次痛风发作就吃点镇痛药应付过去。雪上加霜的是，他还是一位肾结石患者，频繁出现肾绞痛症状，让他苦不堪言。在过去的 17 年中，张先生几乎每年都会进行取石碎石治疗。虽然泌尿科医生已多次告知他的肾结石是尿酸性肾结石，必须到风湿免疫科进行规范的降尿酸治疗才能避免反复手术，但他非常固执，一直不以为然，未到风湿免疫科就诊。直至他最近到上海出差，痛风发作 1 月未好，到上海某医院的风湿免疫科住院治疗。医生解释说，他的肾结石和痛风的病因是一样的，都是由血尿酸过高引起的，尿酸沉积在关节导致痛风，沉积在肾脏导致肾结石，只有降尿酸治疗才有出路，血尿酸降低以后，关节和肾脏的尿酸会溶解，以后就不会再引发痛风和肾结石。此时，张先生才意识到，当初未能听从泌尿科医生的建议，及时到风湿免疫科接受降尿酸治疗，是一个多么严重的错误。

专业科普

由于痛风患者尿液中尿酸浓度增加呈过饱和状态，导致晶体析出并在泌

尿系统沉积形成结石。有统计表明，痛风患者肾结石发生率为正常人的 200 倍，10%～25% 的痛风患者有尿酸性肾结石，且可能出现在痛风性关节炎发生之前。结石小者如泥沙，可随尿排出，不会引起临床症状；大者可阻塞尿路，引起肾绞痛、血尿、排尿困难、肾盂扩张、肾积水等，并可能继发泌尿系感染。

很多患者自觉无腰痛，就自认为没有肾结石，殊不知肾结石没有掉下来引起输尿管梗阻时是不会出现肾绞痛的，甚至有些患者的肾结石已经掉到了输尿管，引起了输尿管的梗阻以及肾积水，但依然没有腰痛、血尿等症状，查了泌尿系彩超才得以发现。如果不能及时地发现输尿管结石及肾积水，时间长了会导致该侧肾萎缩，肾功能损害，乃至尿毒症，后果不堪设想。

医护箴言

高尿酸血症引起尿酸性肾结石非常常见，高尿酸血症和痛风患者均应评估有无泌尿系结石。若有泌尿系结石，应在降尿酸治疗基础上进行排石、溶石治疗，可有效预防泌尿系结石复发。

高尿酸血症和痛风为何会引起肾衰竭

典型场景

小张，一位年轻有为的 32 岁男子，曾是个意气风发的职场新星。然而，他的生活却在一连串的健康警告中被彻底改变。

8 年前，小张在一次体检中发现血尿酸偏高，但他并未在意，依旧忙于工作，过着毫无节制的生活。6 年前，他的右侧大脚趾突然出现剧烈疼痛，被诊断为痛风。然而，小张依旧心存侥幸，认为这只是暂时的，忍一忍就过去了。直到最近，小张的关节肿胀逐渐频繁，疼痛程度也较前加剧，尤其是这次。他终于决定好好去医院检查一下，检查结果却让他惊愕：血尿酸值高达 749μmol/L，血肌酐值也飙升至 324μmol/L，医生诊断为痛风性关节炎、尿酸性肾病、急性肾衰竭。面对这突如其来的噩耗，小张悔不当初。他后悔没有早点重视血尿酸的控制，后悔在痛风发作时没有及时就医。他回想起那些因疏忽而错过的治疗机会，心中充满了自责和懊悔。

专业科普

痛风患者出现肾脏受累并不少见，常见以下几种情况。

1. 痛风性肾病　也称“尿酸性肾病”。尿酸主要通过肾脏进行排泄，尿酸浓度过高，超过肾脏的排泄能力，尿酸盐容易在肾脏堆积，损伤肾小管等结构，引发肾脏炎症和纤维化。根据临床特点，可将其分为急性尿酸性肾病、慢性尿酸性肾病和尿酸性肾石症，可能导致不可逆性肾损伤，甚至发展到尿毒症，需要长期透析治疗。

2. 药物引起的肾功能损伤　很多痛风患者虽然拒绝长期使用降尿酸药，但急性发作期不得不使用非甾体抗炎药（双氯芬酸钠、塞来昔布、依托考昔等）以及秋水仙碱，甚至使用“土药”“祖传秘方”等进行治疗，长期使用这些药物，可导致肾损伤，长此以往，会逐渐导致肾衰竭，甚至尿毒症。

3. 肾结石导致梗阻性肾病　长期的高尿酸血症会导致尿酸性肾结石的产生，而肾结石可能导致肾积水、肾脏结构破坏，从而导致肾功能下降，最终引起肾衰竭。

4. 痛风合并症导致肾损伤　痛风患者往往存在代谢综合征，包括肥胖、高血压、高血脂等，这些因素也会对肾脏造成损害。肥胖患者身体内的脂肪过多，容易导致脂肪在肾脏中沉积，引起肾小球肥大等问题；高血压则会导致肾脏血管硬化和狭窄，影响肾脏的供血和代谢；高血脂则可能引发动脉粥样硬化等血管疾病，进一步影响肾脏的血液供应。

值得注意的是，痛风引起的早期肾脏损伤往往没有症状，十分隐匿，容易被忽视，当出现症状时，对肾脏的损害往往已经非常严重了，而肾脏损伤会减少肾脏对尿酸的排泄，加重高尿酸血症，两者相互影响，恶性循环，最终导致尿毒症的发生。降尿酸药会使血尿酸下降，肾脏尿酸盐结晶溶解，实际上是起到了“保肾”的作用。降尿酸药也有导致肾损伤的可能，但可能性极低，按照医嘱规律复查，早期发现肾损伤，及时停药，这种损伤往往是可逆的。

特别需要提醒的是，镇痛药对肾脏损伤的概率远远高于降尿酸药。所以，痛风患者一定要在专科医生指导下进行规范治疗，拒绝道听途说，不要等严重的并发症出现了，再去追悔莫及。

医护箴言

尿酸性肾病、药物引起的肾功能损伤、肾结石导致梗阻性肾病和痛风合并症（高血压、糖尿病等）均是导致痛风患者肾衰竭的原因。

哪些痛风患者容易长痛风石

典型场景

李先生，一位40岁的中年男士，平日里热爱美食，尤其钟爱海鲜与啤酒。然而，在一次体检中，他被告知血尿酸值异常升高，医生建议他调整饮食，并定期进行复查。李先生并未太在意，依旧享受着他的美食生活。不久后，他开始感到脚趾关节处传来剧烈疼痛，难以忍受，被诊断为痛风。经过止痛治疗，疼痛很快缓解，李先生又开始放飞自我。每次痛风发作，都自行止痛处理。随着时间的推移，李先生的大脚趾关节处逐渐出现了小痛风石，起初他并不在意，但痛风石越长越大，严重到影响了行走。虽然家人建议他去医院好好治疗，但李先生总认为没事儿，一直未就诊。某日，李先生突然发现第一跖趾关节处的痛风石破溃，便自行用餐巾纸擦拭处理，破溃处的皮肤 1 个月也未愈合。直到有一天，他闻到流出的脓液散发出难闻的气味，并伴全身高热，便急忙前往医院，却被告知痛风石破溃伴感染、败血症，需要立即进行手术。手术虽然成功，但为了防止感染扩散，医生不得不建议他作出截掉大脚趾的决定。

李先生躺在病床上后悔不已。他后悔没有听从医生的建议，后悔自己的疏忽大意。这个案例警示我们，血尿酸升高和痛风并非小事，必须引起足够的重视，及时采取措施，避免悲剧的发生。

专业科普

痛风石，亦称“痛风结节”，乃尿酸盐在皮肤、关节等部位集结而成的晶状之物。它们悄无声息地形成，常潜藏于关节软骨、滑囊、耳轮、腱鞘及关节周围组织，乃至皮下与肾脏间质之中。若结石盘踞于关节、骨骼之处，则持续侵蚀，致使关节疼痛难忍，畸形日显，功能大受限制。更有些结石潜藏于罕见之处，如脊柱、腕管，压迫神经，导致腰痛、肢体麻木等症状。若痛风石破溃，会引发局部皮肤感染，乃至脓毒血症等重症。研究表明，痛风石患者罹患心血管疾病的概率显著上升，其病死率亦随之攀升。由此可见，痛风石之害，不仅影响患者生活品质，更危及生命安全，实乃不容忽视之患。

医护箴言

血尿酸水平高、病程长、受累关节数目多、累及上肢关节、肾结石、合并高血压者更易早期出现痛风石。

我血尿酸高，医生为什么问我有没有心脏病

典型场景

张先生，67岁，是个性格急躁的人，高血压病史10年，痛风病史6年。这天他因为痛风发作，匆匆来到风湿免疫科就诊。医生耐心地询问他的病史，特别是关于心脏病的部分。张先生一听，眉头紧锁，不耐烦地打断医生："我就是痛风，你问这么多干什么？"

医生严肃地解释："张先生，血尿酸高不仅与痛风有关，还会增加患心脏病的风险，况且您有高血压，也会增加心血管病发生风险。接下来的用药，必须考虑您是否有心脏病，有些药物心脏病患者不适合使用。我们需要全面了解您的身体状况，才能制订最合适的治疗方案。"

张先生虽然有些不满，但还是勉强回答了问题："确实经常有夜间憋醒、胸痛情况发生。"经冠状动脉造影检查，发现冠状动脉已经出现明显狭窄，幸好发现及时。张先生倒吸一口凉气，非常感谢医生详细的询问，自己险些酿成大祸。

专业科普

当医生在得知患者血尿酸高时，询问是否有心脏病，是基于以下两个医

学上的考虑。

1. 高尿酸血症与心血管疾病的风险增加有关。高尿酸血症可能导致血管内皮功能受损，促进动脉粥样硬化的形成和发展。对于已经患有心脏病的患者来说，高尿酸可能进一步加剧病情，增加心脏病发作的风险。研究显示，高尿酸血症患者的血尿酸浓度每增加 60μmol/L，心血管疾病死亡风险增加 8% ~ 13%。

2. 治疗高尿酸血症和心脏病时，需要考虑两者的相互影响。例如，降尿酸药非布司他可能增加冠状动脉性心脏病患者心血管死亡率，而别嘌醇可能降低死亡风险。预防心脏病再次发作的阿司匹林可能增加血尿酸水平。

医护箴言

高尿酸血症与心血管疾病发生风险增加有关。治疗高尿酸血症的药物也可能对心血管疾病造成影响。医生询问心血管疾病病史是为了制订个性化的治疗方案，确保治疗的安全性和有效性。

第三章

我就想单独检查血尿酸，医生为什么说检查项目还不够

只查血尿酸，没办法了解尿酸升高的原因

典型场景

王女士是一位忙碌的职场人，32岁的她平时生活规律，身体健康，也无不良嗜好。然而，今年的体检报告却给她带来了不小的震惊，血尿酸竟然高达520μmol/L。

她决定去医院复查血尿酸，希望能得到一个更准确的答案。然而，医生却给她开了一系列的检查，包括甲状腺功能、性激素、肝肾功能、泌尿系超声等。王女士看着手中的检查单，心中不禁生出了疑惑，认为医生是故意多开检查项目，增加她的负担。然而，当检查结果出来的时候，王女士却大吃一惊。原来，她竟然患有甲亢，而这也是导致她血尿酸升高的原因。王女士看着手中的报告，心中五味杂陈。她庆幸自己听了医生的建议，做了全面的检查，否则可能会错过这个重要的诊断。

这次经历让王女士深深明白，发现血尿酸升高，不能只简单地复查血尿酸，还需要做一些其他的检查，明确血尿酸升高的原因。

专业科普

引起血尿酸升高的原因主要分为原发性和继发性。原发性高尿酸血症是指原因不清的，继发性高尿酸血症的原因都是可以明确的，如肾功能不全、肿瘤、甲亢、多囊卵巢综合征等，都可以通过检查明确。此外，少数原发性高尿酸血症可通过基因检测明确病因。导致高尿酸血症的原因不同，治疗方法也不同。如甲亢引起的高尿酸血症，通过抗甲亢药物治疗可以好转；肾功能不全引起的高尿酸血症，需要进一步明确肾功能不全的原因，如泌尿系结石梗阻引起的高尿酸血症，尽快解除梗阻后肾功能可以得到恢复，血尿酸也

会下降；脱水导致血容量下降，从而引起急性肾功能不全导致血尿酸升高，需要通过补液来纠正；感染引起的肾功能不全，需要积极进行抗感染治疗；慢性肾脏病引起的肾功能不全，需要积极控制原发病……

医护箴言

对于高尿酸血症或痛风的患者，不能单单检查血尿酸，还需要做一系列常规检查，查找血尿酸升高的原因，以便医生给出精确的诊断和精准的治疗。

只查血尿酸，不一定能确诊痛风

典型场景

老张 57 岁，1 天前突然出现左膝关节红肿热痛，不能下地行走，被家人用轮椅推到医院就诊，既往没有关节肿痛病史。医生首先考虑痛风，查了血尿酸，结果只有 400μmol/L，在正常范围，老张表示往年体检血尿酸从来没有升高过。医生进一步为他完善了膝关节 B 超、X 线检查以及血液化验（包括红细胞沉降率、血常规、C 反应蛋白、类风湿因子、抗链球菌溶血素 O、抗环瓜氨酸肽抗体、HLA-B27）和尿常规等，起初老张非常不高兴，认为医生乱开检查单，经过医生反复沟通才勉强同意进行检查。结果发现除了红细胞沉降率、C 反应蛋白、尿白细胞升高外，其余检查都正常。进一步询问病史，得知老张在 2 周前得过尿道炎，最终诊断为反应性关节炎。给予规范的抗风湿治疗后，左膝肿痛逐渐缓解。

专业科普

引起关节肿痛的原因很多，痛风只是其中一种。**关节肿痛 + 血尿酸升高≠痛风。**同样地，关节肿痛，但血尿酸不高，也不能排除痛风。痛风的临床表现多种多样，可以是急性的单个或多个关节肿痛，伴或不伴发热，需要和感染性关节炎、反应性关节炎、假性痛风、创伤性关节炎、风湿性关节炎、败血症、病毒感染等疾病鉴别。病程长的痛风患者可表现为慢性多关节炎，需要和类风湿关节炎、银屑病关节炎、骨关节炎、结缔组织病引起的关节炎进行鉴别。不同的诊断，治疗完全不同。只有明确了诊断，才能对症下药。

医护箴言

对于临床表现不典型的疑似痛风患者，需要做进一步检查进行鉴别诊断，确保诊断的准确性。

只查血尿酸，无法评估尿酸造成的脏器损伤

典型场景

年轻的小张，年仅 21 岁，身形偏胖，身体健康，未曾去过医院。然而，某天早晨起床时，他发现自己的右足第 1 跖趾关节（大脚趾）红肿、剧痛，走路都变得困难起来。他急忙来到医院就诊。医生详细询问了小张的症状，并建议他进行一系列检查，包括血生化、尿常规、尿微量蛋白以及双肾 B 超等检查。小张一听，顿时心生抗拒：“我只是关节痛，查尿液、超声干什么？”他觉得医生是在故意增加他的检查费用。在父母的安抚下，小张勉

强同意进行检查。然而，检查结果却让小张吃惊。血生化结果显示，他的谷丙转氨酶明显升高，意味着他的肝脏可能出现了问题。尿常规检查提示尿蛋白（+），这可能意味着他的肾脏也受到了影响。更让小张惊讶的是，双肾B超检查竟然发现他的双肾多发肾结石，最大约9mm。

小张看着手中的检查报告，心情久久不能平静。虽然是第一次疼痛，但已经出现了肾结石，原来尿酸在不知不觉中已经损害了肾脏。他庆幸自己听从了医生的建议，进行了全面的检查。

专业科普

痛风不仅仅是关节炎，长期高尿酸血症得不到控制，除了会出现关节功能障碍、痛风石外，还会造成肾脏、心脑血管等损害，晚期可出现尿毒症、冠心病、脑卒中等。临床中需要做以下评估。

1. 评估关节损伤 关节是尿酸盐晶体最容易沉积的部位，关节超声或双能量CT能特异性识别藏匿在全身各个部位的尿酸盐结晶，了解关节破坏情况，对于诊断痛风和评估关节损伤程度都有重要意义。对于晚期痛风患者，关节数字化X线摄影可以发现穿凿样骨侵蚀，了解骨破坏的严重程度。

2. 评估肾脏损伤 尿酸主要经过肾脏排泄，故肾脏是尿酸沉积的常见部位。如果尿酸沉积导致尿酸性肾病，可能会出现浮肿、少尿等症状，可通过检查尿常规、尿微量蛋白、血肌酐等进一步明确诊断；如果尿酸盐沉积形成尿酸性肾结石，则需要通过泌尿系统超声加以明确。因此，建议每3～6个月检查尿常规、尿微量蛋白、血肌酐、泌尿系统超声。

3. 心脑血管疾病 高尿酸血症是心脑血管疾病的独立危险因素。若有头晕、胸闷、胸痛等心脑血管疾病的症状，则需要完善心电图、心脏超声、头颅磁共振等检查。

医护箴言

高尿酸血症和痛风往往对关节、肾脏、心脑血管等脏器造成伤害，需要完善相应检查进行评估。

只查血尿酸，无法了解相关合并症

典型场景

赵先生是位 49 岁的中年人，原本过着平淡的生活，但他的健康却悄悄亮起了红灯。起初，他在体检中被查出了高尿酸血症，虽然医生一再强调要控制饮食、减重，但他总是心存侥幸，没太在意。不久之后，赵先生的大脚趾开始疼痛，原来是痛风发作了。疼痛让他夜不能寐，白天也无法正常工作。他这才意识到，高尿酸血症并非小事一桩。但他仍然没有规律就医。随着时间的推移，他又被诊断出高血压、糖尿病和脂肪肝。这些疾病像连环套一样，让他的健康状况雪上加霜。最近，赵先生出现活动后一阵阵心前区疼痛，伴胸闷感的症状。半天前他突发剧烈胸痛伴大汗淋漓，被家人及时送到急诊科，被诊断为心肌梗死，生命岌岌可危。在病床上，他回想起自己的过去，后悔没有早点重视高尿酸血症，没有听从医生的建议。

经过这次惊心动魄的经历，赵先生终于明白了高尿酸血症对健康的巨大威胁。高尿酸血症不仅与痛风有关，还是高血压、糖尿病、脂肪肝、心脏病等疾病的危险因素。他奉劝大家不要走他的老路，不能小看高尿酸血症和痛风。

专业科普

痛风不是单一的疾病，常与以下疾病并存。

1. 脂质代谢异常 高尿酸血症及痛风患者多存在不同程度的脂质代谢紊乱，高甘油三酯血症和高尿酸血症关系密切，约 80% 高甘油三酯血症患者患有高尿酸血症，而 50% ~ 75% 痛风患者有高甘油三酯血症。因此，建议痛风患者、1 ~ 3 个月检测总胆固醇、低密度脂蛋白胆固醇和甘油三酯，并控制血脂达标。

2. 高血压 高尿酸血症和痛风是高血压的独立危险因素。有研究显示，高血压患者中痛风的患病率为 12% ~ 20%，高尿酸血症的患病率为 30% ~ 35%。在痛风患者中，74% 伴有高血压，远超过一般人群。此外，含有利尿剂的高血压药（厄贝沙坦氢氯噻嗪片、缬沙坦氢氯噻嗪片、珍菊降压片、复方利血平氨苯蝶啶片等）会导致血尿酸升高，尽量避免使用。因此，建议每日清晨起床前与夜间睡眠前各测量 1 次血压，并做好长期记录，复诊时带上记录，便于医生调整降压药物。

3. 糖尿病 糖尿病是高尿酸血症和痛风患者的常见并发症之一。26% 的痛风患者合并有糖尿病，远高于非痛风患者。因此，强烈建议每月检测空腹血糖、必要时检测餐后 2 小时血糖、糖化血红蛋白、胰岛素、C 肽。已患有糖尿病的患者需要高频监测血糖，建议就诊前 3 天检测三餐前、后血糖，并做好记录，便于医生更精准地调整降糖药物。

4. 肥胖 痛风是一种代谢性疾病，患者常伴有肥胖。研究证实，肥胖是患痛风的危险因素之一。临床中通常采用体重指数（body mass index，BMI）简易判断是否肥胖。

BMI 计算公式

BMI= 体重（kg）÷ 身高的平方（m^2）。

根据世界卫生组织的标准，正常的 BMI 范围是 18.5 ~ 24.9kg/m^2，超重的范围是 25kg/m^2 ≤ BMI ＜ 29.9kg/m^2，肥胖的范围是 BMI ≥ 30.0kg/m^2。

例如，一位体重 80kg 的男性，身高 1.7m，他的 $BMI=80\div1.7^2=27.68kg/m^2$，属于超重。建议少吃，多运动，控制体重。

5. 心脏病 痛风患者合并冠心病的发生率是正常人群的 2 倍。尿酸盐结晶可直接沉积在血管壁，损伤血管内皮，导致动脉粥样硬化。尤其对于合并高血压、糖尿病等其他心血管病危险因素的痛风患者，更要密切监测心脏病相关指标，早期识别，早期干预。建议每 6 个月检测心电图、心脏超声，若有心悸、胸闷、胸痛等表现时，需要急诊检查肌钙蛋白、心肌酶谱、电解质、B 型利钠肽等。

6. 脂肪肝 痛风合并非酒精性脂肪肝约占痛风患者的 23.1%。越来越多的证据表明，血尿酸水平升高与非酒精性脂肪肝的发生和发展密切相关。从理论上来看，在脂肪肝形成的过程中，尿酸合成增加，使患者易并发痛风，而尿酸亦可促进脂蛋白的氧化和炎症反应发生，故高尿酸血症和痛风被认为是非酒精性脂肪肝发生和发展中的两个重要危险因素。此外，有脂肪肝的患者服用降尿酸药，可能导致出现肝损害的风险增加。因此，痛风患者也应该评估有无脂肪肝。

医护箴言

高尿酸血症和痛风的合并症较多，在痛风的病情评估和诊治过程中需要考虑合并症的评估和干预。

只查血尿酸，不能监测药物不良反应

典型场景

卢先生已经与痛风这个疾病斗争了 3 年之久，每当痛风发作，疼痛简直难以言表。他找到了痛风专科，开始了正规的降尿酸治疗。医生为他开了小剂量的秋水仙碱和非布司他，让他每天按时服药。服药后的日子，卢先生的痛风确实没有再发作，生活似乎也恢复了一些平静。但卢先生有一个不好的习惯，没有按时随访。他觉得既然药物有效，痛风不再发作，那就没有必要再去医院了。然而，3 个月后，他突然感到全身乏力，仿佛连走路的力气都没有了。他再次来到医院复查，检查结果提示：血白细胞明显下降，肝转氨酶也明显上升。医生经过仔细分析，认为这是非常少见的药物相关骨髓抑制（白细胞减少）所致，考虑是秋水仙碱引起的不良反应。医生立即为卢先生停用了秋水仙碱，并进行了相应的治疗。同时，医生也强调了规律随访的重要性，告诉他只有通过定期的复查，才能及时发现并处理可能出现的问题。经过 1 周的严密随访和治疗，卢先生的化验指标终于恢复了正常。他深深地体会到了规律随访的重要性，也对自己的疏忽感到后悔。从那以后，他每次都会按时去医院随访。

专业科普

痛风的治疗药物主要包括糖皮质激素（醋酸泼尼松、甲泼尼龙、地塞米松等），非甾体抗炎药（双氯芬酸钠、依托考昔、塞来昔布等），秋水仙碱，降尿酸药（非布司他、别嘌醇、苯溴马隆等）和碱化尿液药（枸橼酸氢钾钠颗粒、碳酸氢钠）几大类。

俗话说“是药三分毒”，是有一定道理的，以上药物可能出现肝肾功能损害、血细胞减少、血糖和血脂升高、肥胖、骨质疏松等不良反应，虽然出现的概率不高，但在临床中医生还是会帮助患者监测不良反应，保证用药安全。

建议在治疗的前3个月，每2～4周检测肝功能（谷丙转氨酶、谷草转氨酶等），肾功能（血肌酐、尿素氮等），血常规，血糖和血脂。若用药3个月以上没有不良反应，可以适当延长化验时间，如2～3个月复查一次。之所以这样检查，是为了评估疗效和监测不良反应，力求疗效和用药安全双达标。

医护箴言

在痛风和高尿酸血症的药物治疗过程中，必须注意对药物不良反应进行监测。

第四章

现在没做好吃药的准备，还有哪些方法可以降低尿酸

只盯着单个食物嘌呤是误区

典型场景

小王今年刚满30岁，正值壮年，却不幸被确诊为痛风。医生告诫他要保持“低嘌呤饮食”，他对此非常重视。回家后，他特地在餐厅墙上挂了一张食物嘌呤含量表，每天严格按照表格上的指导来安排饮食。高嘌呤的食物，他坚决不碰；中嘌呤的食物，他也尽量避开；只有低嘌呤的食物，他才放心大胆地享用。

然而，令人不解的是，尽管小王如此小心谨慎，他的痛风还是三天两头地发作，他感到十分困惑。医生仔细询问小王的饮食情况后才发现问题所在。原来，小王发现水果基本上都是低嘌呤食物，而他又特别爱吃甜食，于是竟然把水果当饭吃。这样一来，不仅体重增加了，一查血尿酸还更高了。

医生告诉小王，虽然水果是低嘌呤食物，但也不能过度食用，尤其是含糖量高的水果。因为水果中的果糖影响尿酸的排泄。此外，摄入过多含糖量高的水果可能会导致体重增加，进而影响尿酸的代谢。小王听后恍然大悟，后悔自己之前的做法太过片面。

专业科普

痛风患者需要坚持低嘌呤饮食原则，即确保每日摄入的总嘌呤量得到有效控制。在急性关节炎发作期间，每日嘌呤摄入量应严格限制在150mg以下。值得注意的是，嘌呤总量的控制不仅取决于食物的嘌呤含量，还与摄入的食物总量密切相关。尽管海鲜和内脏等食物通常含有较高的嘌呤，但并不意味着痛风患者完全不能品尝。只要患者能够合理控制摄入量，适度品尝，高嘌呤食物仍然可以少量食用。这样，痛风患者在享受美食的同时，也能保持健康，让生活更加丰富多彩。

另外，低嘌呤的食物也并非绝对安全。如白酒属于低嘌呤食物，100g 白酒的嘌呤含量只有 2mg，含量属于极低范畴，但酒类却是需要忌口的。因为酒类含有酒精，而酒精会抑制尿酸的排泄，使血尿酸升高，诱发痛风发作。饮料也属于低嘌呤食物，比如 100g 可乐的嘌呤含量是 1mg，但为什么也要限制饮料的摄入呢？因为饮料含有大量的添加糖，糖分进入人体后，会参与代谢过程，促进尿酸合成，同时会引起胰岛素抵抗，减少尿酸排泄，导致血尿酸的升高。同理，大部分的水果虽然属于低嘌呤食物，但是水果中含有大量果糖，而果糖抑制尿酸排泄，故水果也不能多吃。

各种水果嘌呤含量表

水果	嘌呤含量 /(mg·100g^{-1})	食用推荐
香梨	5	水果的嘌呤含量虽然较低，但因含有大量果糖，故不推荐大量食用，可以适量食用，建议选择甜度较低的水果
西洋梨(大头梨)	4	
苹果	1	
桃	14	
大枣	13	
樱桃	11	
杨梅	10	
李子	5	
杏	5	
油桃	5	
毛酸浆(菇娘)	25	
提子	9	
巨峰葡萄	8	
马奶葡萄	7	
蜜橘	9	

续表

水果	嘌呤含量/(mg·100g⁻¹)	食用推荐
胡柚(杭州、衢州、常山)	4	
砂糖橘	5	
橘子	4	
大杧果	12	
小杧果	11	
火龙果	13	
菠萝	11	
香蕉	7	
西瓜	6	
香瓜	7	
木瓜	4	
伊丽莎白甜瓜	7	
荔枝	20	

医护箴言

痛风饮食不能只盯着食物中的嘌呤含量，还要控制嘌呤摄入的总量。有的食物（饮料、酒类）虽为低嘌呤，但其影响尿酸排泄，故不能过度摄入。有的蔬菜虽为高嘌呤食物（菌菇类、菜花等），但植物嘌呤不增加痛风发作风险，故可以食用。

必须指出的是，饮食对嘌呤的影响只占20%，不能为了控制嘌呤摄入而过分控制饮食，以免引起营养失调，诱发更多疾病。

这样吃肉，可以大大减少嘌呤摄入

典型场景

老王是一位退休教师，向来对自己的身体呵护备至。然而，自从患上痛风后，他的生活便发生了翻天覆地的变化。每天，他严格遵循医嘱，按时服用非布司他 40mg，并且精心控制饮食，使得血尿酸水平稳稳地保持在 300～360μmol/L。在医生口中，他是依从性极好的患者；在病友眼中，他更是学习的榜样。

然而，老王的心中却总有一丝难以言说的苦闷。原来，他从前是个无肉不欢的人，但自从患上痛风后，他便与心爱的肉食彻底绝缘了。每当看到别人大口吃肉时，他的心里总是痒痒的，想吃却又不敢吃。医生得知他的困扰后，微笑着告诉他："老王啊，其实痛风患者并不是完全不能吃肉。关键是要选择好肉的种类、部位，注意烹饪方式，还要控制进食的量。只要掌握好了这些，吃肉并不会诱发痛风发作。"老王听后，眼中闪过一丝惊喜。在医生的指导下，慢慢尝试恢复吃肉，痛风依然没有再发作，老王说起这件事总能高兴得像个孩子。

专业科普

鉴于肉类普遍嘌呤含量较高，医生往往会建议患者"适度减少肉类摄入"，然而，患者往往误解为"完全禁食肉类"。事实上，肉类含有丰富的蛋白质，是人体正常生命活动所不可或缺的，因此，完全摒弃肉类对健康也是有影响的。那么，痛风患者又该如何科学而合理地摄取肉类呢？

首先，有研究报道，白肉对痛风的影响明显低于红肉。在肉类的选择上，推荐首选白肉，简单记忆，**即来自两条腿动物的肉，如鸡肉、鸭肉、鹅**

肉等；再考虑红肉，简单记忆，**即四条腿动物的肉，如猪肉、牛肉、羊肉等**。

其次，肉类部位的选择同样重要。应避免食用内脏、肥肉以及肉皮（如鸡皮、鸭皮），而应选择瘦肉作为主要的摄入对象。

再次，烹饪方法至关重要。在烹饪前，建议先将肉用清水煮一遍捞出，以去除汤中的嘌呤，再进行后续的烹饪过程。同时，应尽量避免采用卤制或慢火炖煮的烹饪方式，腌肉、腊肉、咸火腿等加工肉类也应尽量远离。

最后，关于肉类的摄入量，痛风未得到控制前，建议每天摄入的肉类不超过 50g。**具体的估算方法：以食指的厚度作为参考，肉的厚度约为一指，长度和宽度约为两指，这样的一块肉大约是 50g。**当血尿酸水平达标，且痛风 3 个月以上未发作时，可适当增加肉类的摄入，以保证身体获得充足的营养。

各种肉类嘌呤含量表

畜肉及制品	嘌呤含量 /(mg·100g⁻¹)	食用推荐
猪肥肠（熟）	296	避免食用
猪肝	275	避免食用
猪肺	272	避免食用
猪肚（熟）	252	避免食用
猪肾	239	避免食用
猪舌（熟）	186	避免食用
猪心	170	避免食用
鸡肉（鸡胸）	208	避免食用
猪肉	138	少量食用
猪肉肠	131	少量食用
火腿肠	80	少量食用

续表

畜肉及制品	嘌呤含量 /(mg·100g⁻¹)	食用推荐
午餐肉罐头	94	少量食用
火腿罐头	103	少量食用
红肠	94	少量食用
猪肉松	76	少量食用
牛肉	105	少量食用
羊肉（生）	109	少量食用
烧鸭	88	少量食用
牛蛙腿肉	92	少量食用
驴肉（熟）	117	少量食用
兔肉（熟）	148	少量食用

医护箴言

痛风患者并非必须完全摒弃肉类。通过审慎而明智的肉类选择、精细而合理的部位挑选、恰到好处的烹饪技巧以及科学而适度的摄入量，痛风患者可以适当摄入肉类食物。

痛风患者并不是所有海鲜都不能吃

典型场景

老张，一位资深的痛风患者，在生活中对饮食的把控可谓严苛至极。中秋佳节，月儿圆，人团圆，老张却没想到会因一盒礼物而引起一场小风波。

原来，远嫁大连的女儿特地在中秋节赶回来看望他，手里还提着当地的特产——海参礼盒。老张一见，脸色顿时沉了下来，他生气地对女儿说："你不知道我有痛风吗？痛风患者哪能吃海鲜！"

女儿见状，不慌不忙地拿出手机，展示了一段与医生的聊天记录。她轻声细语地解释："老爸，您别急，我这次回来前特地咨询了医生。医生说，海参虽然是海鲜，但它的嘌呤含量其实很低，痛风患者适量食用是没问题的。"老张一听，半信半疑地接过手机，仔细查看了聊天记录。

他的眉头逐渐舒展，脸上的怒气也慢慢消散。他感慨道："原来我只知道痛风要忌食海鲜，却不知道还有这样的例外。"在那个中秋的夜晚，老张和女儿围坐在一起，品尝着海参的美味，享受着难得的团圆时光。这个中秋节，虽然有些小插曲，但却因为女儿的细心和孝心，变得更加温馨和难忘。

专业科普

痛风患者所有海鲜都不能吃吗？

不是的！

海参、海蜇甚至可以当饭吃，因为它们比米饭的嘌呤含量还要低。虽然很多海鲜是高嘌呤食物，但也有低嘌呤和中嘌呤的海鲜。对于中、低嘌呤的海鲜，痛风患者可以适当摄入。

低嘌呤海鲜汇总表

低嘌呤海鲜	嘌呤含量 /(mg·100g^{-1})	食用推荐
鲜海参	8	放心食用
海蜇	9	放心食用
银鱼	23	放心食用

中嘌呤海鲜汇总表

中嘌呤海鲜		嘌呤含量/(mg·100g^{-1})	食用推荐
鱼类	金鲳鱼	130	少量食用
	河鲀（熟）	78	少量食用
	金枪鱼	130	少量食用
	武昌鱼	128	少量食用
	罗非鱼	126	少量食用
	鳗鱼	117	少量食用
	甲鱼	110	少量食用
	沙丁鱼	82	少量食用
	鳕鱼	71	少量食用
	多宝鱼	70	少量食用
	桂鱼	121	少量食用
	鱼翅（发后）	36	少量食用
	棒棒鱼（熟）	138	少量食用
	章鱼片	116	少量食用
	鱿鱼丝	106	少量食用
虾、蟹类	鲜对虾	101.5	少量食用
	东蟹（熟）	137	少量食用
贝壳类	鲜鲍鱼（熟）	112	少量食用
	即食鲍鱼	110	少量食用
	大海螺	95	少量食用
	小海螺	97	少量食用

高嘌呤海鲜汇总表

高嘌呤海鲜		嘌呤含量/(mg·100g⁻¹)	食用推荐
鱼类	八爪鱼	198	避免食用
	鱿鱼	244	避免食用
	鲅鱼(烤)	452	避免食用
	鲭鱼	298	避免食用
	泥鳅鱼	247	避免食用
	鲅鱼	214	避免食用
	黑鱼(熟)	214	避免食用
	鸦片鱼	211	避免食用
	三文鱼	168	避免食用
	黄花鱼	165	避免食用
	刀鱼	161	避免食用
	海鲈鱼(熟)	165	避免食用
	鳕鱼(烤)	230	避免食用
	鱼翅(干)	174	避免食用
虾类	烤虾	389	避免食用
	干对虾	349	避免食用
	干虾仁	345	避免食用
	江虾(熟)	265	避免食用
	皮皮虾(熟)	200	避免食用
	海米(小虾米)	220	避免食用
	基围虾(熟)	174	避免食用
	小龙虾	174	避免食用
	龙虾(澳洲)	163	避免食用

续表

高嘌呤海鲜		嘌呤含量/($mg\cdot100g^{-1}$)	食用推荐
贝壳类	哈贝	414	避免食用
	毛蚶（熟）	343	避免食用
	生蚝	282	避免食用
	牡蛎（熟）	193	避免食用
	扇贝	235	避免食用
	蚬子（熟）	206	避免食用
	鸳鸯贝	202	避免食用
	蛏子（熟）	193	避免食用
	干鲍鱼	171	避免食用
	海兔	266	避免食用
	干贝	193	避免食用

医护箴言

海鲜并非都是高嘌呤食物，低嘌呤和中嘌呤海鲜并不少见，可以适当摄入，但需要控制进食量。

河鲜嘌呤并不低

典型场景

王先生，是一位正值36岁的壮年，曾是位海鲜的狂热粉丝。然而，自从痛风这个“恶魔”缠上了他，海鲜便成了他餐桌上的禁忌。

某日，听闻痛风患者可以吃河鲜，他欣喜若狂，从此在他的餐桌上黑鱼、青蟹成了常客。他以为又可以重回美食生活，却不料这竟是一场噩梦的开始。血尿酸值不断攀升，痛风突然发作，让他痛苦不堪。

原来，河鲜与海鲜一样，一些品类仍含有较高的嘌呤，对痛风患者来说同样需要警惕。王先生的故事，让我们深刻认识到：饮食控制要科学，盲目跟风不可取。

专业科普

很多痛风患者认为不能吃海鲜，但可以吃河鲜。这个观点是错误的。河鲜总体嘌呤含量与海鲜相似，故痛风患者也不可过多摄入河鲜。

中嘌呤河鲜汇总表

中嘌呤河鲜		嘌呤含量/(mg·100g⁻¹)	食用推荐
鱼类	鳝鱼	127	少量食用
	鲤鱼	122	少量食用
蟹类	河蟹肉(熟)	144	少量食用

高嘌呤河鲜汇总表

高嘌呤河鲜		嘌呤含量/(mg·100g⁻¹)	食用推荐
鱼类	鲫鱼(熟)	190	避免食用
	黄刺鱼	155	避免食用
	黑鱼(熟)	214	避免食用
	甲鱼	185	避免食用
	鲢鱼	202	避免食用
	鳙鱼	203	避免食用
	泥鳅	247	避免食用

续表

高嘌呤河鲜		嘌呤含量 /(mg·100g^{-1})	食用推荐
鱼类	凤尾鱼	263	避免食用
	青鱼	378	避免食用
	鲶鱼	187	避免食用
	草鱼（熟）	162	避免食用
	白鱼（熟）	160	避免食用
蟹类	河蟹黄（熟）	182	避免食用
贝壳类	螺蛳	160	避免食用
虾类	小龙虾	174	避免食用
	江虾（熟）	265	避免食用
	青虾	180	避免食用

医护箴言

河鲜与海鲜的嘌呤含量相似，以中、高嘌呤为主。痛风患者摄入河鲜也要做好总量控制。

对于痛风患者，豆制品是可以适当摄入的

典型场景

老王，这位被痛风纠缠多年的老患者，最近因痛风急性发作住进了医院。他原本想深入了解一下医院为痛风患者定制的菜单内容，却没想到早餐送来了他心目中的禁忌食物——豆浆，这让他大发雷霆。“你们不知道我有

痛风吗？怎么还能让我喝豆浆！”老王怒气冲冲地对着送餐员喊道。他认为医院食堂没有搞清楚他有痛风的情况，送错了套餐。

医生闻讯赶来，耐心地解释道：“王大爷，您别生气。干黄豆确实是高嘌呤食物，但经过加工制作成豆浆后，嘌呤含量就大大降低了。每天适量饮用豆浆，不仅不会影响您的病情，反而有助于补充身体所需的营养。您就放心喝吧。”听了医生的解释，老王虽然半信半疑，但还是喝下了豆浆。其后，他经常喝豆浆，但都没有因此导致痛风急性发作。

他感慨万分，原来痛风患者的饮食并非一成不变，只要科学搭配，也能在享受美食的同时保持健康。这次住院，不仅让他得到了治疗，更让他对痛风患者的饮食有了全新的认识。

专业科普

一般来说，100g 黄豆的嘌呤含量为 127mg，属于较高范畴。但 100g 熟豆浆的嘌呤含量约为 29mg，100g 内酯豆腐的嘌呤含量约为 100mg。可见，黄豆经加工后嘌呤含量显著下降。豆浆中含有优质蛋白，能补充人体正常所需，有研究还表明，豆类食品中含有促尿酸排泄的物质，所以，肾功能正常的痛风患者可以食用。内酯豆腐的嘌呤含量虽然高于豆浆，但属于中嘌呤食物，对血尿酸的影响也较小。

2022 年发表的一篇系统综述和 meta 分析结论如下：三项定性的临床研究显示，食用大豆会增加血尿酸浓度，但食用大豆制品，包括豆腐、豆腐饼和豆腐干，对血尿酸没有显著影响。对五项长期随访的临床研究进行荟萃分析显示，大豆蛋白和大豆异黄酮对血尿酸水平没有显著影响。大多数流行病学数据显示，大豆摄入量与血尿酸水平呈负相关。对 9 项动物试验的荟萃分析显示，大豆蛋白和大豆异黄酮显著降低了血尿酸浓度。

豆类及豆制品嘌呤含量汇总表

	豆类及豆制品	嘌呤含量 /(mg·100g^{-1})	嘌呤等级	食用推荐
豆类	四季豆	23	低嘌呤	因为豆类对血尿酸的影响存在争议，建议少量食用
	绿豆芽	11	低嘌呤	
	花芸豆	118	中嘌呤	
	黑豆	121	中嘌呤	
	黄豆	127	中嘌呤	
	白芸豆	125	中嘌呤	
	豌豆	86	中嘌呤	
	豇豆角	45	中嘌呤	
	黄豆芽	29	中嘌呤	
	红小豆	156	高嘌呤	
	绿豆	196	高嘌呤	
	蚕豆	307	高嘌呤	
豆制品	纳豆	110	中嘌呤	豆制品对血尿酸的影响较小，肾功能正常者建议正常食用
	豆腐渣	109	中嘌呤	
	内酯豆腐	100	中嘌呤	
	腐竹	160	高嘌呤	
	豆皮	157	高嘌呤	
	豆粉	167	高嘌呤	
	熟豆浆（甜）	29	中嘌呤	
	生豆浆（20%，无糖）	63	中嘌呤	
	生豆浆（15%，无糖）	46	中嘌呤	
	生豆浆（10%，无糖）	29	中嘌呤	
	生豆浆（5%，无糖）	18	低嘌呤	
	生豆浆（2.5%，无糖）	8	低嘌呤	

医护箴言

肾功能正常的痛风患者是可以适量吃豆制品的。

菜花、菌菇类为中、高嘌呤食物，为什么有的医生说可以吃

典型场景

小李最近被诊断患有痛风，他知道，对于痛风患者来说，饮食的调控尤为重要。于是，他怀着忐忑的心情向医生请教日常饮食的注意事项。医生告诉他，蔬菜、蛋类和奶类是他的“安全食品”，可以放心食用。

然而，小李回家后上网仔细查看了食物嘌呤表，却意外发现菜花和菌菇类蔬菜属于中、高嘌呤食物。他心中涌起一阵疑惑，按常理来说，中、高嘌呤食物应该限制摄入，那医生为何说蔬菜都可以放心吃呢？小李不禁陷入了沉思。

他回想起医生的话，也许医生所说的“蔬菜可以放心吃”并不是指所有蔬菜，而是指大部分低嘌呤的蔬菜。而菜花和菌菇类虽然属于中高嘌呤蔬菜，但可能由于其营养价值高，或者对痛风的影响并不像其他高嘌呤食物那样显著，所以在适量摄入的情况下，医生认为它们是安全的。

小李决定再次咨询医生，以解开心中的疑惑。他希望通过科学的饮食调控，早日摆脱痛风的困扰。

专业科普

新鲜的菜花、菌菇类虽然属于中、高嘌呤食物，但植物嘌呤的摄入不会

增加痛风发作的风险，《中国高尿酸血症相关疾病诊疗多学科专家共识》指出，富含嘌呤的菜花、菌菇与高尿酸血症和痛风发作无相关性，并鼓励患者多食用新鲜蔬菜。但是很多经过加工的干菌菇类嘌呤却很高，同时避免食用烤过、炸过的菇类。

菜花、菌菇类嘌呤含量表

菌菇类	嘌呤含量 /（mg·100g⁻¹）	嘌呤等级	食用推荐
鸡腿菇	21	低嘌呤	虽然部分菌菇类为中、高嘌呤食物，但由于植物嘌呤不增加痛风风险，故可以正常食用
榛蘑	23	低嘌呤	
香菇	37	中嘌呤	
白灵菇	39	中嘌呤	
白玉菇	56	中嘌呤	
菜花 / 花椰菜	41	中嘌呤	
口蘑	50	中嘌呤	
猴头菇	53	中嘌呤	
西蓝花	58	中嘌呤	
茶树菇	48	中嘌呤	
金针菇	59	中嘌呤	
鸡腿菇（干）	68	中嘌呤	
平菇	89	中嘌呤	
杏鲍菇	94	中嘌呤	
银耳（干）	124	中嘌呤	
黑木耳（干）	166	高嘌呤	
猴头菇（干）	178	高嘌呤	
榛蘑（干）	186	高嘌呤	
白灵菇（干）	201	高嘌呤	

续表

菌菇类	嘌呤含量/(mg·100g⁻¹)	嘌呤等级	食用推荐
滑子蘑(干)	205	高嘌呤	
金针菇(干)	218	高嘌呤	
姬松茸(干)	226	高嘌呤	
元蘑(干)	267	高嘌呤	
竹荪(干)	285	高嘌呤	
茶树菇(干)	293	高嘌呤	
香菇(干、花菇)	357	高嘌呤	
香菇(干、金钱菇)	405	高嘌呤	
鲍鱼菇(干)	424	高嘌呤	

医护箴言

痛风患者可以放心地吃新鲜的菌菇类、菜花，但是菌菇干及烤过、炸过的菌菇建议避免食用。

喝水降尿酸，大有讲究

典型场景

1

王先生，一位痛风患者，每天按时服用非布司他 40mg 进行治疗。平时，他总是定期复查血尿酸，数值稳定在 300 ~ 360μmol/L。然而，今年 7 月的一次复查，却让他大惊失色——血尿酸竟然飙升到了 450μmol/L。

王先生满心疑惑，明明一直在吃药，为什么血尿酸还会升高？难道是药物失效了？他带着焦虑的心情来到医院，向医生寻求答案。

医生仔细询问了王先生的生活情况，了解到他从事户外工作。虽然现在吃药、饮水和饮食都与以往相同，但今年夏天他出汗特别多，尿量也相应减少。医生解释，尿酸主要通过尿液排泄，如果出汗多，尿量减少，就会导致从尿液中排出的尿酸减少，从而使血尿酸升高。

王先生听后恍然大悟，原来问题出在这里。医生告诉他，出汗后要及时补水，保证充足的尿量，这样才能确保尿酸正常排泄。王先生表示会严格按照医生的建议去做，争取早日将血尿酸控制在正常范围内。

2

李先生是一位痛风合并心力衰竭的患者。平时，他靠服用别嘌醇来控制血尿酸，病情也一直维持得相当平稳。

某天，李先生听说多喝水可以帮助排泄尿酸，于是他大幅增加了饮水量。然而，次日夜间，李先生却突然感到胸闷气促的症状明显加重，他被家人紧急送往急诊室抢救。经过医生的仔细检查，发现李先生的心力衰竭状况因为饮水过多而加重了。

医生告诉李先生，心力衰竭和肾功能不全等患者在饮水方面需要特别谨慎，过多的饮水可能会加重心脏负担，导致心力衰竭加重。对痛风患者来说，虽然多喝水有助于排泄尿酸，但也需要结合自身的病史和身体状况来综合考虑饮水量。李先生听后恍然大悟，他深刻体会到了与医生密切沟通的重要性。

从此，他更加注意自己的饮水习惯，与医生共同制订适合自己的治疗方案，努力维护自己的健康。

专业科普

《成人高尿酸血症与痛风食养指南（2024 年版）》里明确指出：痛风及

高尿酸血症患者需要充足饮水，每日饮水 2 000 ~ 3 000mL，尽量维持每日尿量大于 2 000mL。

1. 饮水应少量多次，要主动饮水，不要感到口渴时再饮水。

2. 建议每日饮水 2 000 ~ 3 000mL（大约 5 个矿泉水瓶的容量），处于痛风急性发作期的患者可适当增加饮水量至每天 3 000mL，但每天的饮水量不超过 4 000mL。

3. 如果过度出汗，应该把丢失的汗液量通过饮水补充起来，千万不能口渴了再饮水，以免影响肾脏对尿酸的排泄。

4. 最好选择白开水或者纯净水，也可饮用柠檬水、淡茶、无糖咖啡及苏打水，但应避免过量饮用浓茶、浓咖啡等，避免饮用生冷饮品。

5. 既往合并有心脏病（尤其是心力衰竭）、高血压、肾病（尤其是肾功能不全）和水肿的人，需要适量控制饮水量，建议详细咨询医生。

医护箴言

无心脏病、高血压、肾病、水肿的痛风患者每日至少饮用 2 000mL 白开水。饮水量需要结合病史进行个性化选择，有心力衰竭、肾功能不全的患者需要根据病情决定饮水量，切勿过度饮水，以免加重病情。

减肥降尿酸有效，掌握诀窍并不难

典型场景

小王，一位年仅 26 岁的年轻人，身高 165cm，体重却高达 80kg，痛风这个顽疾已经纠缠了他整整两年了。每次到医院就诊，医生总是苦口婆心地劝他减肥。小王也感到很无奈，他总说："医生，我已经吃得很少了，三餐基本上都不吃主食，只吃菜，可是体重还是纹丝不动。"

医生看着满脸愁容的小王，耐心地说："减肥不仅是少吃那么简单，你需要更科学地管理饮食。我建议你按照体重计算出每天的热量需求，然后制造一个热量缺口，合理分配到三餐中。碳水化合物、蛋白质和脂肪的摄入量也要按比例分配，然后换算成具体的食物，装到盘子里。每餐都要记录打卡，这样才能确保科学进食。"

小王听从了医生的建议，开始认真执行这个饮食计划。两个月后，他惊喜地发现自己的体重竟然下降了 6kg！小王感慨万分，他终于明白了科学饮食的重要性，也对自己的未来充满了信心。

专业科普

减肥可以改善胰岛素抵抗，降低血压、血脂、血糖，减轻脂肪肝，还能降尿酸。**减肥的原理就是保证摄入的热量＜消耗的热量，形成热量缺口。**可以通过减少摄入的热量，或者增加消耗的热量来实现。简言之，就是少吃多运动。

医护箴言

减肥是肥胖者降尿酸重要的非药物疗法之一，推荐每位超重的痛风和高尿酸血症患者尝试通过减肥来降尿酸。

应酬太多的高尿酸患者，喝酒有讲究

典型场景

老李，一位 71 岁的老者，平生对酒情有独钟。每年，他都会亲自酿制许多黄酒，享受那份酒香四溢的喜悦。然而，自从得了痛风之后，他原本肆意潇洒、推杯换盏的生活便发生了翻天覆地的变化。

在忍痛送走家中珍藏的 10 坛黄酒后，老李变得郁郁寡欢，闷闷不乐。有一天，他听说白酒是蒸馏而成，几乎不含嘌呤，痛风患者可以饮用，不由得喜上眉梢。于是，老李又恢复了日日饮酒的快乐生活，不同的是把黄酒换成了白酒。然而，令老李没有想到的是，他的痛风却因此频繁发作。每次发作，都让他痛苦不堪，生活也因此变得一片混乱。

老李开始疑惑，难道白酒也不能喝吗？他决定去风湿免疫科找医生详细了解一下。

专业科普

虽然酒类均为低嘌呤食物，但酒精会抑制尿酸排泄，故所有酒类都有升高血尿酸的作用。白酒的嘌呤含量虽然很低，但是白酒的酒精度数较高，容易使体内乳酸堆积，抑制尿酸排泄。

红酒对痛风的影响存在争议。2004 年发表在著名医学杂志《柳叶刀》上的文章通过对比实验得出了一个“有意思”的结论：饮用啤酒、蒸馏酒（白酒）都能显著增加痛风的发生率，但红酒并不会。但 2014 年在《美国医学会杂志》发表的一篇权威研究证实，不管喝什么酒，啤酒、白酒、红酒都会增加痛风急性发作的风险。

根据 2017 年国家卫生和计划生育委员会发布的《高尿酸血症与痛风患

者膳食指导》推荐稳定期的痛风患者限制饮酒的原则：总体饮酒量男性每天不宜超过 2 个酒精单位，女性每天不宜超过 1 个酒精单位。1 个酒精单位约合 14g 纯酒精。1 个酒精单位相当于酒精度 12% 的红葡萄酒 145mL、酒精度 3.5% 的啤酒 497mL 或酒精度 40% 的蒸馏酒 43mL。

常见酒类嘌呤含量表

酒类	嘌呤含量 /(mg·100g^{-1})	食用推荐
黄酒	6	酒类虽为低嘌呤食物，但影响尿酸排泄，建议避免饮用
各类啤酒	5 ~ 7	
白酒	2	
红酒 / 葡萄酒	5	

医护箴言

酒类对血尿酸影响从大到小排序是：陈年黄酒 > 啤酒 > 清型黄酒 > 白酒 > 红酒。但是，**痛风患者建议不饮酒，尽量戒除。**

酸奶并不会使血尿酸升高

典型场景

小吴，一位年仅 26 岁的青年，因为痛风而备受困扰。某天，他偶然在一本书中读到了酸奶的种种益处，便满怀希望地开始了他的酸奶之旅。他疯狂地进食各种酸奶及酸奶饮品，期待能借此改善病情。然而，事情并未如他所愿。随着时间的推移，小吴的体重不断增加，血尿酸水平也持续升高。

他感到困惑不已，明明酸奶是健康食品，怎么会有这样的结果呢?

医生在了解小吴的情况后，发现了问题的症结所在。原来，小吴所喝的酸奶中含有大量的糖和添加剂，而且有些并非真正的酸奶，而是含乳饮料。这些饮料中的牛奶含量极低，大部分是水、糖和调味剂，蛋白质更是少得可怜。

医生告诉小吴，大量的糖分不仅会导致肥胖，增加胰岛素抵抗风险，还会使血尿酸水平升高。他提醒小吴在购买酸奶时一定要仔细查看成分表，选择那些真正无糖或低糖、添加剂少的酸奶。小吴听后恍然大悟，他决心改变自己的饮食习惯，选择更健康的酸奶，并积极配合医生的治疗。他希望通过自己的努力，早日摆脱痛风的困扰。

专业科普

酸奶是以优质牛奶为原料，经过发酵制成的一种乳制品。酸奶除了保留了鲜牛奶的全部营养成分外，在发酵过程中还可以产生人体营养所必需的多种维生素，而其中的嘌呤含量却未明显增加，每100g酸奶含有的嘌呤只有1mg，可以放心饮用。而且酸奶中的乳清蛋白和酪蛋白被人体吸收后，还可以促进尿酸的排泄。另外，酸奶被人体吸收分解后的某些成分，可以降低炎症因子的表达，发挥抗炎功效。建议健康成年人每天喝300mL酸奶。

需要注意的是，市面上出售的酸奶多含有大量糖，或不是真正的酸奶，而是含乳饮料，过多饮用会导致肥胖、胰岛素抵抗，间接升高血尿酸。故推荐痛风患者选用无糖酸奶。

常见乳制品嘌呤含量表

乳类及制品	嘌呤含量 /($mg \cdot 100g^{-1}$)	食用推荐
酸奶(牛奶发酵)	1	乳制品均低嘌呤食物，可以放心食用
植物黄油	无	
牛奶	1	
奶酪	2	
奶粉	4	
酸奶饮品	8	

医护箴言

因为每100g酸奶嘌呤含量只有1mg，故酸奶为低嘌呤食物，食用酸奶不会导致血尿酸升高。建议健康成年人每天喝300mL酸奶，痛风患者应选用无糖酸奶。

什么饮料会导致血尿酸升高

典型场景

在一个普通的小镇上，有一位名叫小孙的初中生。今年学校体检时，他的血尿酸值竟然高达719μmol/L，这个数字让所有人都吃了一惊。小孙的家长心急如焚，立刻带他来到医院寻求帮助。医生仔细询问了小孙的饮食习惯，马上找到了原因。

原来，小孙家里经营着一家小卖部，那里摆满了各式各样的饮料。对于小孙来说，可乐、橙汁这些饮料，简直就是他生活中的“水”。他一天会喝2～3瓶500mL装的饮料。医生告诉小孙，正是他每天过量摄入的这些饮料，成为了高尿酸的元凶。饮料中的果糖和其他添加剂不仅对身体没有好处，还会加重肾脏的负担，导致血尿酸升高。

医生严肃地对小孙说：“回家后，你一定要戒掉这些饮料，多喝白开水。只有这样，你的血尿酸才能降下来，身体才能恢复健康。”小孙听后，虽然有些不舍，但他知道这是为了自己的身体。他决定听从医生的建议，从此告别那些曾经钟爱的饮料，开始健康的生活。

专业科普

美国波士顿研究人员对8万名妇女进行22年随访，发现每天喝1杯橙汁，其痛风风险增加41%；每天喝2杯橙汁，其痛风风险增加2.4倍。

为什么喝饮料会导致血尿酸升高呢？

因为饮料中含有果糖，果糖在体内分解的过程中会直接产生尿酸，这等同于增加了内源性尿酸的来源。同时，果糖又会减少肾脏尿酸排泄，在一项调查中，发现果糖降低体内尿酸清除率达98%。在这样的双重影响下，人体的血尿酸水平就会居高不下。根据世界卫生组织发布的《成人和儿童糖摄入量指南》，成人和儿童游离糖摄入量每天不超过25g。以一瓶500mL可乐为例，只喝半瓶，摄入的糖就已经接近限定的25g。因此，健康人每日饮料也不要超过250mL，血尿酸已经偏高的人群和痛风患者，应避免喝含糖饮料。

常见饮料嘌呤含量表

各类饮料	嘌呤含量 /(mg·100g⁻¹)	嘌呤 / 推荐等级
椰汁	无	饮料虽为低嘌呤食物,但会抑制尿酸排泄,不建议饮用
凉茶	无	
弱碱水	无	
可乐	1	
绿茶饮料	1	
红茶饮料	1	
橙汁	1	
沙棘汁	1	
苹果汁	1	
西柚汁	1	
杏仁露	1	
菠萝汁	1	
速溶椰子粉	2	
山楂汁	2	

医护箴言

含有果糖的饮料既增加了内源性尿酸的来源，又抑制尿酸排泄，从两方面升高血尿酸水平，高尿酸血症和痛风患者应避免饮用。

血尿酸高，还能喝咖啡吗

典型场景

殷先生，一位身处职场的白领，每天都面临着较大的工作压力。作为痛风患者，他不得不每天服用 40mg 的非布司他来控制血尿酸。尽管平时复查血尿酸都在 300 ~ 360μmol/L，但他总是希望能找到更好的方法来减少或避免吃药。

听说咖啡有降尿酸的作用后，殷先生仿佛找到了救星，开始每天大量饮用咖啡，几乎将其当成了日常的饮品。然而，2 个月后，当他再次复查血尿酸时，结果却令人大跌眼镜——血尿酸值竟然升到了 450μmol/L！殷先生对此感到十分不解，为何咖啡不仅没有起到预期的降尿酸效果，反而让血尿酸升高了呢？

经过医生的仔细询问，终于发现了问题的症结所在。原来，殷先生并不喜欢咖啡的味道，常常需要加用大量的糖和咖啡伴侣来改善咖啡的口感。殊不知，大量糖类的摄入对尿酸排泄的影响很大，而且会增加热量摄入，导致体重升高，也会导致血尿酸水平的升高。

专业科普

多项研究证实，喝咖啡有轻微的降血尿酸作用，其机制可能与咖啡增加胰岛素敏感性和促进尿酸排泄有关。另外，咖啡有兴奋作用，会影响睡眠。大量饮用会有导致血钙丢失及增加骨折的风险，故要权衡利弊。对于习惯饮用咖啡的痛风患者，不必戒掉咖啡；但平时无饮用咖啡习惯的患者不推荐通过过度饮用咖啡来降血尿酸。

那么，痛风患者应该如何正确喝咖啡呢？

1. 建议冲泡稀一些。
2. 不要加糖和咖啡伴侣。
3. 不建议大量饮用。

医护箴言

咖啡降血尿酸的作用十分微弱，想通过喝大量咖啡来降血尿酸的方法是不可取的。如果咖啡中加入大量的糖，会抑制尿酸排泄，导致血尿酸升高。

为什么运动后痛风反而发作更频繁

典型场景

王先生，一位身高 170cm、体重 100kg 的痛风患者，每天服用 40mg 的非布司他，努力将血尿酸控制在 360μmol/L 以下。医生一直在建议他减肥，以更好地控制病情。

王先生下定决心，制订了详细的减肥计划。他选择每天晚饭后打篮球 2 小时，希望通过运动来减轻体重。然而，没过几天，他竟因为痛风再次发作住进了医院。

躺在病床上的王先生满脸委屈，他不解地问医生：“我明明听了您的话，增加了运动量，努力控制体重，怎么还会痛风发作呢？”医生经过仔细询问，发现王先生虽然运动了，但运动方式过于激烈，且没有注意运动后的休息和饮食调整，导致身体负担加重，痛风再次发作。

专业科普

规律的有氧运动不仅能降低血尿酸水平、减少痛风发作，亦可改善体重指数（BMI）以及血糖、血脂水平；但是，剧烈运动会产生大量的乳酸，并导致大量出汗，阻碍尿酸排泄，诱发痛风发作。另外，剧烈的对抗运动，如篮球、羽毛球等容易损伤关节，也会诱发痛风发作。

那么，痛风患者应该如何运动呢？

1. 运动次数以每周 4 ~ 5 次为宜，每次 0.5 ~ 1 小时，以有氧运动为主，如慢跑、打太极拳、游泳、骑自行车等。

2. 高尿酸血症和痛风患者的运动应该从低强度开始，逐步过渡至中等强度，避免剧烈运动。当然，痛风急性发作期，应以休息为主，不建议运动。

3. 运动期间或运动后，应适量饮水，促进尿酸排泄，并避免冷水浴。对有心血管疾病、肺部基础疾病的患者，应适度降低运动强度和缩短运动时间，避免诱发心肺疾病。

医护箴言

痛风患者运动应该以有氧运动为主，循序渐进，切不可操之过急。打篮球等剧烈运动对于痛风患者来说并不推荐，容易损伤关节，诱发痛风发作。

地中海饮食对痛风有帮助，您知道到底如何执行吗

典型场景

小张，一位年仅 31 岁的年轻人，却已经与痛风“纠缠”了整整 3 年。

最近，他的痛风发作愈发频繁，这让他痛苦不堪。一次偶然的机会，他在短视频平台上看到一则关于地中海饮食对痛风患者有益的视频，仿佛找到了救星。

小张满怀希望地从网上订购了1个月的地中海饮食套餐，期待能够改善病情。然而，事情并没有像他想象的那样发展。地中海饮食并没有让他的痛风症状有所缓解，反而让他的胃遭了殃。他整天腹胀难受，还频繁放屁，这让他尴尬不已，甚至不好意思出门见人。

小张心中满是困惑和无奈，他不知道自己究竟做错了什么。难道地中海饮食并不适合他吗？还是他的痛风病情已经严重到了无法用饮食来改善的地步？他陷入了深深的思考之中。

专业科普

地中海饮食泛指希腊、西班牙、法国和意大利南部等处于地中海沿岸的欧洲国家饮食，是一种以蔬菜、水果、鱼类、五谷杂粮、豆类和橄榄油等植物性食物占主体的膳食模式。有研究发现，地中海饮食对痛风患者有益。我们可以从中借鉴。

1. 增加粗杂粮的摄入 地中海饮食基本以全谷物、豆类为主食，但我们的胃已经适应了精米、白面，一下子全部替换会加重胃肠负担，容易引起腹胀等消化道症状。可以将每餐主食的1/3换成粗杂粮即可。

2. 用多种植物油代替橄榄油 地中海饮食推崇橄榄油。橄榄油虽然好，但是价格昂贵，可以交替使用多种植物油来代替橄榄油，如大豆油、菜籽油等，这些油中的不饱和脂肪酸含量也比较高，价格更实惠，把它们作为主要食用油性价比更高。

3. 增加乳制品摄入 地中海饮食推荐适量食用乳制品。乳制品虽然非常普遍，但我国居民目前每日饮奶量仍低于推荐标准（奶类及奶制品约300g），所以需要重点增加。日常最好选用纯牛奶、低脂奶，乳糖不耐受的人群可以选用酸奶，尽量避免喝风味奶、乳饮料等含糖的“假奶制品”。

4. 调整肉食结构　地中海饮食中肉类以白肉为主。中国人的肉食基本以猪肉和牛、羊肉等红肉居多，腊肠、咸肉等加工肉类出现频率也非常高。这些肉类嘌呤含量相对较高，诱发痛风发作的风险也高。可减少红肉及加工肉的摄入量，代之以鸡、鸭等白肉。另外，地中海饮食中海鲜的摄入量较大，这点对痛风患者不适用，不应该被采纳。

5. 饮酒宜选用葡萄酒　地中海饮食推荐的酒类为葡萄酒，且男性每日摄入不多于 2 杯（1 杯 =150mL），女性每日摄入不超过 1 杯。我们前面也分析过，葡萄酒诱发痛风发作的风险存在争议。因此，痛风患者最好是不要喝酒，如果一定要喝，每天最多喝 1 杯葡萄酒。

6. 食用大量蔬菜　蔬菜、水果、谷物等构成了地中海饮食的主要部分。蔬菜大部分是低嘌呤的，有个别蔬菜虽然是中高嘌呤的，但是植物嘌呤不增加痛风发作的风险，所以推荐多吃蔬菜。但水果需适量，果糖摄入过多也会增加痛风发作风险。

医护箴言

地中海饮食可降低痛风发作风险。但地中海饮食中粗杂粮太多，容易引起腹胀等消化道症状。此外，地中海饮食中鱼类等海鲜摄入较多，不适合痛风患者。所以，痛风患者虽可以参照地中海饮食，但应该取长补短，择善而从，而不是全盘照搬。

第五章

痛风患者的
镇痛治疗大有讲究

把握这个镇痛原则，会少吃很多镇痛药

典型场景

老王今年已82岁高龄，与痛风为伴已有三个春秋。出于对药物不良反应的深深恐惧，每次痛风发作，他都是选择不服用任何药物，让关节疼痛在时间的流逝中自然缓解。虽然这个过程痛苦无比，但老王总是凭借着顽强的毅力熬了过去。这一次的疼痛发生在饮酒之后，老王再次感受到了右踝的肿痛侵袭。尽管疼痛难耐，老王依旧固执地认为这次的疼痛会和以往一样，过几日便会自行缓解。

然而，病情的发展却出乎老王的预料。10天过去了，他的右踝肿痛不仅没有丝毫减轻，反而愈演愈烈。原本还能勉强行走的他，现在竟然连下地都变得异常困难。面对这无法自行缓解的剧痛，老王心中涌起一股难以名状的恐慌，急忙让家人将他送往医院。在医院里，经过1周的激素静脉注射治疗，老王的关节肿痛才逐渐缓解。这时，医生耐心地告诉他，早期启动止痛治疗是缓解痛风疼痛的关键，这样既能避免关节肿痛迅速加重，又能减少镇痛药物的使用量。听到医生的话，老王虽然半信半疑，但那期盼的眼神却透露出对规范止痛治疗方法的渴望。

专业科普

许多痛风患者常陷入一个误区，即认为痛风发作时，能忍受则尽量忍受，待疼痛难以忍受时才选择止痛治疗，这主要源于“是药三分毒”的传统观念。然而，痛风急性发作时，疼痛往往难以承受，绝非轻易就能“忍过去”的。实际上，科学地使用镇痛药是缓解痛风疼痛的关键，它能在最小剂量下更早地减轻患者的痛苦，避免病情进一步恶化。因此，痛风患者应当摒弃错误观点，遵循医嘱，合理使用镇痛药，以便有效地管理痛风疼痛。建议痛风患者使用抗炎镇痛药遵循以下三原则。

1. 及早介入 当感到痛风即将发作，关节部位出现轻度胀痛不适时，应立即启动抗炎止痛治疗。这就像灭火一样，一旦发现有火源，应立即进行灭火，防止火势蔓延。

2. 确保足量 痛风急性发作时，炎症往往较为严重，因此抗炎镇痛药物的使用必须保证足量。只有足够的药物剂量，才能迅速控制炎症，避免关节肿痛进展。这就像灭火，需要足够的灭火剂才能有效扑灭火焰。

3. 适当维持 在服药后，当关节不再红肿疼痛时，建议再维持 1 ~ 2 天的治疗，之后停药。这如同灭火后，需确保火星完全熄灭，方可停止灭火行动，以防死灰复燃。

医护箴言

痛风急性发作时，要尽早（感到痛风即将发作时）、足量（按照说明书最大剂量）、足疗程（用至关节肿痛完全缓解）使用有效的抗炎镇痛药。越早开始治疗，所需的总用药量就越少，这不仅能提高治疗效果，还能减少药物不良反应的风险。

痛风急性期是冷敷还是热敷

典型场景

小李，一位年仅 33 岁的年轻人，与痛风已斗争了两年。昨晚，他与朋友欢聚一堂，享受烧烤的美味。然而，在夜半时分，他的右足背突然传来了钻心般的剧烈疼痛，他懊恼不已，一副生无可恋的模样，深知这又是痛风在作祟。

小李的妈妈心疼地看着儿子痛苦的模样，她想起了自己前段时间得的肩周炎。那时，医生嘱咐她热敷，她照做后，肩膀的疼痛果然显著缓解。她心想，痛风不也是一种关节炎吗？应该和肩周炎有着相同的原理。于是，她急忙取来热水袋，给小李的右足背进行热敷。然而，事情并没有像她预想的那样发展。热敷后，小李的右足背肿痛不仅没有减轻，反而愈发严重。疼痛如刀割一般，让小李痛不欲生。无奈之下，他只得在深夜拨打了120急救电话，匆匆赶往医院急诊室。在急诊室里，医生详细询问了小李的病情和热敷的情况，然后解释道："痛风与肩周炎虽然都属于关节炎的范畴，但它们的发病机制和治疗方法却大相径庭。痛风是由于体内尿酸代谢异常导致的，急性发作期热敷不仅不能缓解疼痛，反而会导致疼痛加重。"听了医生的解释，小李和妈妈都恍然大悟。

专业科普

痛风急性发作期，局部红、肿、热、痛，任何导致局部温度升高、血流循环加速的理疗措施，都会导致肿胀、疼痛加重。局部冷敷有助于缓解疼痛。

冷敷方法：一般用干毛巾包裹冰袋对患处冷敷，冰袋内有碎冰时可更好地贴敷关节，每次10～20分钟，每天可以冷敷多次。

特别提醒：一定要注意避免让冰袋或其他冷冻物直接接触患者皮肤，以免冻伤皮肤。冷敷是痛风急性期有效的物理治疗方法，但必须和药物治疗同步进行，才能起到协同增效的作用。

医护箴言

急性痛风发作时，关节局部红、肿、热、痛，热敷会导致关节肿痛加重，局部冷敷有助于缓解疼痛。

止痛治疗的“三驾马车”是什么

典型场景

老吴今年已经 65 岁高龄，3 年前他就发现自己的血尿酸水平有所升高。1 天前，他的右足第 1 跖趾关节（大脚趾）出现了剧烈肿痛，这让他确信自己这次是痛风发作了。于是，他果断地服用了 1 片早就备好的“痛风药”，希望能缓解疼痛。然而，半天过去了，疼痛并未减轻，他于是又服用了 1 片。

第二天，老吴关节疼痛反而愈演愈烈，痛得连地都下不了，只得被家人紧急送往医院急诊。医生接过老吴手中的“痛风药”一看，无奈地摇了摇头：“您服用的是非布司他，这是一种降尿酸药，痛风急性期使用不但不能止痛，反而火上浇油，越吃越痛！”。医生补充道：“痛风急性发作时，您需要选择‘三驾马车’来抗炎止痛。”话还未说完，医生便被护士紧急叫去抢救重症患者，留下了一脸茫然的老吴。他心中充满疑惑，不停地念叨着：“什么是‘三驾马车’呢？”希望医生能够尽快回来，为他解答心中的疑惑。

专业科普

痛风止痛治疗的“三驾马车”是指在痛风急性发作时使用的三类具有缓解疼痛的药物，**包括秋水仙碱、非甾体抗炎药和糖皮质激素**。这三类药物各有特点，选择时需要根据患者的具体病情进行权衡。

第一驾马车，秋水仙碱是痛风急性发作时的常用药物之一。它通过抑制炎症反应来缓解疼痛，作用迅速且有效。然而，秋水仙碱的不良反应相对较多，如恶心呕吐、腹泻、造成肝损伤等，因此在使用时应谨慎。对于轻度痛风发作的患者，秋水仙碱可能是一个合适的选择，但对于有严重胃肠道疾病或肝、肾功能不全的患者，则应谨慎使用或避免使用。

第二驾马车，非甾体抗炎药（如双氯芬酸钠、塞来昔布、依托考昔等）也是痛风急性发作时的常用药物。这类药物通过抑制前列腺素的合成来减轻炎症和疼痛，作用广泛且有效。非甾体抗炎药种类繁多，可以根据患者的具体情况选择合适的药物。需要注意的是，非甾体抗炎药也存在一定的不良反应，如胃肠道出血、肝肾功能损害等，因此在使用时需遵循医生的建议，避免长期大量使用。

第三驾马车，糖皮质激素（如地塞米松、倍他米松、醋酸泼尼松、甲泼尼龙等）具有显著的抗炎效果。它通过抑制免疫系统产生炎症因子、抑制促炎性细胞因子的合成、促进抗炎细胞因子的产生和抑制炎症细胞迁移等多种机制来减轻炎症反应，从而起到缓解疼痛的作用。虽然糖皮质激素作用强大，但它的不良反应也较为明显。糖皮质激素通常用于其他药物治疗无效或病情严重的患者，然而，长期使用糖皮质激素可能导致骨质疏松、免疫功能下降等不良反应，因此在使用时需要严格控制剂量和疗程。

医护箴言

在选择秋水仙碱、非甾体抗炎药和糖皮质激素时，应根据患者的年龄、病情严重程度、合并症以及药物特点等因素进行综合评估。一般来说，对于轻度痛风发作的患者，首选非甾体抗炎药；对于中度痛风发作的患者，可考虑联合使用非甾体抗炎药和秋水仙碱；对于重度痛风发作或其他药物治疗无效的患者，可考虑使用糖皮质激素。在用药的同时，必须关注患者的肝肾功能、胃肠道状况等以确保药物使用的安全性。

秋水仙碱说明书已过时，照着说明书吃药很可怕

典型场景

老王已年届七十，痛风病魔伴随他已有五载。往年，每当痛风发作时，他仅需服用 1～2 片镇痛药便能迅速缓解疼痛。然而，这次痛风再度袭来时，他的邻居出于善意提醒他，镇痛药可能存在较大的副作用，并向他推荐了秋水仙碱作为替代药物。

老王听从了邻居的建议，从药店购得一盒秋水仙碱。他严格遵循说明书的用药方法，每两小时便服用 1mg 的秋水仙碱，连续服用了 6mg。然而，令他始料未及的是，药物带来的不良反应远超预期。他开始出现剧烈的呕吐和腹泻，身体迅速脱水，脸颊因失去水分而显得凹陷，整个人虚弱到无法起床。

家人看到老王如此痛苦，急忙将他送往医院急诊。经检查，他的血压仅为 87/56mmHg，远低于正常范围。血液化验结果显示，他出现了低钠、低钾等电解质紊乱，同时还伴有急性肾功能不全（血肌酐 287μmol/L）。医生表示，还好送医及时，否则老王的生命都可能面临威胁。经过医生的紧急治疗，老王的病情逐渐稳定下来。他也深刻认识到，药物的选择和使用必须谨慎，不能仅凭他人的建议或说明书就盲目服用。

专业科普

我们先看一下秋水仙碱说明书的使用方法：成人常用量为 1～2 小时服用 0.5～1mg，直至关节症状缓解，或出现腹泻或呕吐，达到治疗量一般为 3～5mg，24 小时内不宜超过 6mg。

实际上，秋水仙碱的治疗剂量和中毒剂量非常接近，按照说明书的用法

非常容易出现中毒症状，有些老年人按照说明书用法服用后出现上吐下泻，导致严重脱水、电解质紊乱，诱发心脑血管事件等，非常危险。

《中国高尿酸血症与痛风诊疗指南（2019）》推荐：在没有禁忌证的情况下，急性痛风发作时，秋水仙碱首剂 1mg，1 小时后追加 0.5mg，12 小时后改为每次 0.5mg，每天 1～2 次口服。这种用法，每日最大剂量只有说明书用法的 1/3，与按照说明书用法的疗效相似，不良反应却大大地减少。

我们为大家总结了使用秋水仙碱的注意事项，具体如下。

1. 特别注意胃肠道症状 腹痛、腹泻、恶心、呕吐及食欲缺乏为常见的早期不良反应，发生率可达 80%，严重者可造成脱水及电解质紊乱等表现；长期服用者可出现严重的出血性胃肠炎或吸收不良综合征。

2. 注意肌肉、周围神经病变 有近端肌无力和 / 或血清肌酸激酶增高，在肌细胞受损同时可出现周围神经轴突性多神经病变，表现为麻木、刺痛和无力。肌神经病变并不多见，往往见于预防痛风而长期服用者和有轻度肾功能不全者。

3. 注意骨髓抑制 出现血小板减少，中性粒细胞下降，甚至再生障碍性贫血，有时可危及生命。可通过监测血常规早期发现。

4. 如果正在使用 P- 糖蛋白或强效 CYP3A4 抑制剂及经 CYP3A4 代谢的药物（他汀类降脂药）时慎用秋水仙碱或减量使用。很多常用药物（地尔硫䓬、环孢素、诺氟沙星、氟康唑、奥美拉唑、西咪替丁等）都可能提高秋水仙碱浓度而增加其不良反应。特别提醒，对于服用秋水仙碱且需要质子泵抑制剂治疗的患者，建议选择泮托拉唑；对于正在抗幽门螺杆菌治疗患者，服用秋水仙碱，不可以选择克拉霉素；对于高血压患者，服用秋水仙碱者，不建议使用硝苯地平。所以，有多种合并症的患者一定要告知医生您目前正在服药治疗的情况，最大程度避免药物不良反应。

医护箴言

研究发现，按照说明书推荐的秋水仙碱大剂量用法（≤ 6mg/d）与指南推荐的小剂量用法（≤ 1.5mg/d）相比，疗效相似，但小剂量用法不良反应明显减少。因此，不建议按照说明书大剂量使用秋水仙碱。

抗炎镇痛药不能随便吃，小心您的心肝肾

典型场景

老张，一位 73 岁的老者，早在 20 岁时就与酒结下了不解之缘。两年前，他发现自己的血尿酸水平有所升高，却并未引起足够重视。就在一天前，他突然感到左踝部肿痛难忍，急忙前往医院就诊。医生经过初步检查，怀疑是痛风急性发作，但出于对患者负责的态度，建议他先进行肝肾功能检查，以便更全面地了解病情，制订更为合理的用药方案。

然而，老张对此却非常不满，他认为医生是在过度检查，坚决不肯配合。他迫切地要求医生直接给他开具“双氯芬酸”这类非甾体类药物以缓解疼痛。但医生通过问诊得知，老张有长期嗜酒史，很可能存在酒精性肝病、肝功能不全等问题，这种情况下使用“双氯芬酸”等非甾体类药物可能对肝肾功能造成损害。在医生和家人的耐心劝说下，老张最终同意进行肝肾功能检查。检查结果提示老张的谷丙转氨酶高达 130U/L，明显超过了正常上限。医生根据老张的实际情况，为他开具了激素抗炎（对肝功能影响较小），并加用护肝药物，再三嘱咐他一定要戒酒，定期监测肝功能。

经过这次事件，老张深刻地意识到，在面对痛风止痛治疗时，不能仅凭自己的意愿和经验行事，而应该听从专业医生的建议，进行必要的检查，避免乱用药带来无法挽回的后果。

专业科普

非甾体抗炎药（nonsteroidal anti-inflammatory drug，NSAID）是痛风患者用来缓解疼痛和减轻关节炎症的最常用药物，主要通过抑制花生四烯酸的环氧化酶（COX-1 和 COX-2）活性，减少前列腺素合成，减轻炎性反应，达到抗炎止痛的作用。非甾体抗炎药也有很多不良反应，主要有消化道溃疡、消化道出血、肝肾功能损害、水肿、高血压等。

常用非甾体抗炎药的用法与用量

药物	半衰期 / 小时	起效时间 / 小时	COX-2 的选择性	常用推荐剂量
依托考昔	约 22	1	特异性 COX-2 抑制剂	60 ~ 120mg，1 次 /d
艾瑞昔布	约 20	2	特异性 COX-2 抑制剂	100mg，2 次 /d
塞来昔布	8 ~ 12	2 ~ 3	特异性 COX-2 抑制剂	200mg，2 次 /d
双氯芬酸	约 2	1/3 ~ 1	非特异性 COX-2 抑制剂	50mg，3 次 /d
醋氯芬酸	约 4	1.5 ~ 3	非特异性 COX-2 抑制剂	100mg，2 次 /d
布洛芬	1.8 ~ 3.5	1 ~ 2	非特异性 COX-2 抑制剂	200mg，3 次 /d
吲哚美辛	约 2	1/2 ~ 2	非特异性 COX-2 抑制剂	50mg，3 次 /d
酮洛芬	1.5 ~ 2.5	1/2 ~ 2	非特异性 COX-2 抑制剂	50mg，3 次 /d
萘普生	10 ~ 18	2 ~ 4	非特异性 COX-2 抑制剂	250mg，3 次 /d
洛索洛芬	1 ~ 1.5	1/2	非特异性 COX-2 抑制剂	60mg，3 次 /d
美洛昔康	约 20	4.9 ~ 6	非特异性 COX-2 抑制剂	7.5mg，2 次 /d
吡罗昔康	30 ~ 60	3 ~ 5	非特异性 COX-2 抑制剂	10mg，2 次 /d

注：COX= 环氧化酶。

对于非甾体抗炎药在痛风患者的应用，结合指南及临床经验，给出以下建议。

1. 痛风急性发作应尽早、足量、足疗程使用非甾体抗炎药。

2. 对于肠溶片和缓释剂均主张在餐前服药，普通剂型可在餐后服药，以降低胃肠道副作用。

3. 疼痛缓解后，可继续服用 1 ~ 2 天再停药。

4. 既往有冠心病者，不建议服用塞来昔布、艾瑞昔布和依托考昔，可谨慎使用对乙酰氨基酚、双氯芬酸钠、布洛芬等非特异 COX-2 抑制剂。正在服用阿司匹林者，不建议选用布洛芬，因布洛芬会降低阿司匹林的心血管保护作用。

5. 正在服用阿司匹林的患者，使用非甾体抗炎药，建议同时应用质子泵抑制剂（泮托拉唑、雷贝拉唑等）和黏膜保护剂（替普瑞酮、瑞巴派特、铝碳酸镁片等），以降低胃肠道出血风险。

6. 既往有胃 / 十二指肠溃疡或出血病史者，建议首选塞来昔布、依托考昔、艾瑞昔布等，且联用质子泵抑制剂。

7. 既有冠心病又有消化性溃疡伴或不伴出血病史者，可选择对乙酰氨基酚。如果疼痛无法控制，可慎重选择激素，建议合用质子泵抑制剂。

8. 肝功能异常者，慎重选择非甾体抗炎药，尤其不建议选用双氯芬酸钠。

9. 肾功能不全者，应避免使用非甾体抗炎药，一般选择激素。

此外，应用非甾体抗炎药还需要注意以下几点。

1. 要在医生指导下用药，不可自行增加或减少剂量、更换药物或停药。

2. 对非甾体抗炎药过敏，或有其他原因引起的过敏病史，包括哮喘、支气管痉挛、鼻炎、血管神经性水肿，均需要谨慎用药。

3. 两种非甾体抗炎药联合应用不会增加药物的疗效，反而会增加药物的副作用。

4. 非甾体抗炎药和糖皮质激素联合应用，会加重胃肠道的损伤。

5. 使用前、后应检测血常规、肝肾功能，询问胃肠道、心血管、肝肾疾病等病史。

医护箴言

非甾体抗炎药的选择需要综合考虑病情严重程度、肝肾功能、心血管疾病病史、消化性溃疡等病史。严重肝肾功能异常应避免使用；有心血管疾病者，尽量避免选择特异性COX-2抑制剂（塞来昔布、艾瑞昔布、依托考昔）；有消化性溃疡等胃病病史者，避免选择双氯芬酸钠等COX-1抑制剂。

激素效果虽好，长期使用会引起更大麻烦

典型场景

林先生，53岁，与痛风抗争已有十余载。每当痛风发作时，他总依赖于地塞米松（一种糖皮质激素）来缓解痛苦。起初，他每日仅需1片就能止痛，然而随着时间的推移，需要的药量逐渐增加，直至每日需服下2～10片。一次，林先生乘坐公交车时，车身突然颠簸，他感到腰部一阵剧痛，仿佛被重锤击中。他试图挺直腰杆，但疼痛使他无法动弹。幸得好心人及时伸出援手，将他送往医院。经过详细检查，医生发现林先生出现了腰椎压缩性骨折，这一消息让林先生和家人震惊不已。更为严重的是，骨密度检查结果显示他患有重度骨质疏松。原来，长期大量服用地塞米松不仅未能有效治疗痛风，还导致了骨质疏松这一严重的并发症。这次经历让他深刻认识到，科学用药、定期检查的重要性，也让他下定决心要积极配合医生的治疗，早日恢复健康。

专业科普

糖皮质激素（简称“激素”）是痛风急性发作时强有力的“武器”。但长期应用激素会有以下副作用。

1. 诱发和加重感染 长期应用激素使机体防御功能降低，易诱发各种感染和使潜在的感染病灶扩散。较常见的是呼吸道、皮肤、尿路等感染和结核病等。并发感染时，不要骤减激素用量，病情控制后，再逐步递减，以防发生肾上腺皮质功能不全。

2. 库欣综合征 表现为向心性肥胖、满月脸、皮肤萎缩、痤疮、多毛、骨质疏松、乏力、低血钾、水肿、高血压、糖尿病等，一般停药后可自行恢复。

3. 类固醇性溃疡 因使用激素而引起的消化道溃疡称为类固醇性溃疡。溃疡一般发生在胃部，往往大而深，易发生出血和穿孔，所以在应用激素的同时宜加用护胃药物，对原有消化道溃疡的患者应慎用激素。

4. 肌病和肌痛 类固醇性肌病和肌痛的特点为肌无力和肌萎缩，常累及上肢、下肢的近端肌肉及肩和骨盆肌肉。出现上述症状时，需要激素逐渐减量。这些症状的消失很慢，部分患者甚至不能完全恢复。

5. 低钾血症 激素可以引起水盐代谢失常，特别是低钾血症。严重的低钾血症除可引起胸闷、肌无力、瘫痪以外，还可以引起缺钾性肾病和心律失常，甚至可导致心脏停搏。

6. 行为与精神异常 临床表现多样，以欣快症最常见。还可引起激动、失眠。精神失常的发生与药的用量有关，症状通常会随药物减量或停药而消失。

7. 骨质疏松和骨坏死 长期使用激素的患者应定期进行骨密度和脊椎骨影像学检查。

8. 抑制生长发育 见于小儿长期应用激素者。如每日用醋酸泼尼松 $\leqslant$ 10mg，对生长影响很小。

9. 长时间使用激素也可引起气胸、白内障、青光眼、伤口愈合不良、血栓形成和栓塞症、多汗和盗汗以及月经失调等。

因此，推荐的激素用法如下。

1. 在痛风急性发作期（疼痛程度高），非甾体抗炎药、秋水仙碱等药物治疗无法有效减轻疼痛或存在禁忌证（合并中、重度肝肾功能异常）时，可以考虑应用激素抗炎治疗。

2. 《中国高尿酸血症与痛风诊疗指南（2019）》推荐口服醋酸泼尼松0.5mg/（kg·d）。例如：体重60kg，每天使用激素剂量为60kg×0.5mg=30mg。分次服用效果更佳，即早晚各口服15mg，治疗3～5天停药，或其他激素，如地塞米松、甲泼尼龙的用法按照等效抗炎剂量交换（泼尼松5mg=地塞米松0.75mg=甲泼尼龙4mg）。

3. 当痛风急性发作累及1～2个大关节时，建议有条件者可抽吸关节液后行关节腔激素封闭治疗。

4. 多关节肿痛伴有全身症状时，C反应蛋白较高者，激素用量可能需1mg/kg，且使用时间在1周左右，待红肿疼痛缓解后，可考虑每天5～10mg泼尼松维持治疗3～5天，红肿疼痛完全缓解后再停药，可减少复发。

此外，应用激素还需要注意以下几点。

1. 激素尽量选择中效的醋酸泼尼松、甲泼尼龙，尽量避免长效激素地塞米松，以免增加其不良反应。

2. 激素可导致血糖升高，即使关节腔注射激素也会影响血糖，故糖尿病患者尽量避免激素治疗。

3. 激素只是临时改善关节疼痛，并不能真正治疗痛风，切不可长期使用激素。

4. 对于合并肝功能异常、肾功能异常、心脏病的患者，临时使用激素治疗比非甾体抗炎药更安全。

5. 使用激素必须专科医生指导，切不可自行使用。

医护箴言

糖皮质激素虽然抗炎能力强，可快速改善痛风患者的关节疼痛，但不良反应较多，尽量避免使用，更不能长期使用，以免引起严重的不良反应。

激素和镇痛药联合使用会不会更好

典型场景

黄先生虽正值壮年，却已患痛风8年之久。每当痛风发作，他要么前往诊所注射激素，要么自行口服双氯芬酸钠以缓解病痛。一周前，黄先生再次遭遇痛风发作，左足背红肿热痛，痛得无法下地行走。他在诊所连续注射了两天激素，但病情并未得到缓解。于是，在注射激素的同时，自行增加了双氯芬酸钠的剂量，每天服用两片。

今天早上，黄先生在诊所注射完激素后，回家的路上突然感到一阵眩晕，随后摔倒在地。家人见状，立即将他送往医院。经过检查，医生发现黄先生的血红蛋白仅有42g/L（约为正常人的1/3）。在询问中，黄先生提到早上曾解过三次黑色的稀薄大便，当时以为只是普通的腹泻，并未在意。

医生结合黄先生的病史和症状，判断他可能是急性消化道出血。紧急进行了胃镜检查，果然发现黄先生的胃里存在一个较大的溃疡灶，正在不断出血。医生立即为黄先生进行了胃镜下止血治疗，并给予了制酸、补液等措施。在医生的精心治疗下，黄先生的病情逐渐稳定，最终康复出院。

专业科普

如果疼痛视觉模拟评分法（visual analogue scale，VAS）的评分≥ 7 分或≥ 2 个大关节受累，或多关节炎，或一种药物疗效差的患者，可以选择联合用药，比如小剂量秋水仙碱 + 非甾体抗炎药或小剂量秋水仙碱 + 全身激素联用，但一般不推荐非甾体抗炎药联合激素（可使消化道溃疡的风险大大增加）。同时，需要注意的是联合用药产生的不良反应也会增加，尤其对于一些年龄大、肝肾功能异常、有心脑血管疾病的患者，需要谨慎联合用药。因此，如果涉及联合用药，还是需要医生评估后给出建议，切莫自行胡乱联合用药。

医护箴言

糖皮质激素与非甾体抗炎药联用使用，引起消化道出血的风险非常大，故不建议联合使用。若病情需要必须联合使用，则建议临时使用胃黏膜保护剂。

痛风所致的顽固性疼痛还有没有新疗法

典型场景

张先生，52 岁，与痛风病魔相伴已长达 15 年。在这 15 年里，他可以说是尝试了各种治疗方法，但病情始终反反复复，备受折磨。这次，张先生的踝关节肿痛已经持续了 1 个月，疼痛如同烈火般灼烧着他的身心。他尝试过秋水仙碱、非甾体抗炎药、激素等药物，虽然每次都能暂时缓解疼痛，但好景不长，肿痛总会再次袭来。他走遍了当地的医院，但对于他的病情多是束手无策。

张先生心灰意冷，甚至开始怀疑是否还有治愈的希望。他每天躺在床上，望着窗外的天空发呆，心中充满了无尽的痛苦和无奈。有一天，一位经验丰富的主任医师决定为他尝试一种全新的治疗方法——使用伏欣奇拜单抗治疗。张先生听到这个消息后，心中既充满了期待，又带着一丝疑虑。毕竟，他之前已经尝试过太多的治疗方法，但都以失败告终。然而，他看着医生那坚定的眼神，最终还是决定试一试。刚开始注射伏欣奇拜单抗的几天，他并没有感觉到太大的变化。但随着时间的推移，他渐渐发现关节疼痛开始减轻了，红肿也逐渐消退。他能够慢慢地下床行走，重新找回了往日的活力。

专业科普

临床上有时也会碰到一些难治性痛风，关节疼痛十分顽固，“三驾马车”轮番、联合上阵，均不能控制。那么，对于这些“顽固分子”目前有没有新的疗法呢？大家可能知道，类风湿关节炎、强直性脊柱炎和系统性红斑狼疮的治疗都有一种新药，叫作生物制剂，可以用来控制病情，那么治疗痛风有没有生物制剂呢？也是有的，伏欣奇拜单抗在国外已上市多年，2025 年在中国上市，被批准用于对非甾体类抗炎药和 / 或秋水仙碱禁忌、不耐受或缺乏疗效的以及不适合反复使用类固醇激素的成人痛风性关节炎急性发作。

生物制剂是指来源于人体或其他生物的免疫系统，经过特殊方法制备的一类药物，主要通过抑制人体免疫应答，从而抑制自身免疫疾病治疗过程中的病理反应达到缓解症状的作用。

目前，在部分国家已推荐用于痛风治疗的生物制剂是 IL-1 拮抗剂，国外有阿那白滞素、卡那单抗，国内有伏欣奇拜单抗。因为 IL-1 是痛风性炎症的重要炎症介质，这类药物可以通过阻断 IL-1，减轻痛风患者的疼痛、关节炎和炎症状态。

值得注意的是，使用生物制剂前需要排除结核病、肝炎、活动性感染、肿瘤等疾病，故使用生物制剂前通常需要检查乙肝三系、丙肝抗体、T-SPOT、肺部CT/胸片，并询问肿瘤病史。若病毒性肝炎处于活动期、活动性肺结核和肿瘤病史5年内者，不建议使用生物制剂。全科医生使用生物制剂经验有限，故建议风湿免疫科医生会诊。

医护箴言

对于常规抗炎止痛治疗无效的痛风性关节炎，可采用IL-1拮抗剂类生物制剂伏欣奇拜单抗治疗。使用生物制剂前需要排除结核病、肝炎、活动性感染、肿瘤等疾病，难治性痛风患者如果想尝试生物制剂，一定要在风湿免疫科医生指导下进行。

青霉素、头孢到底能不能治疗痛风

典型场景

老李今年66岁，患有痛风两年。一日前，他的痛风再次发作，疼痛难忍，于是急忙来到医院门诊寻求治疗。他急切地要求医生给他静脉滴注青霉素，坚信这是治疗痛风的良药。医生耐心地解释给他听，痛风并非由细菌感染引起，因此使用青霉素这类抗生素进行治疗是无效的。但老李却固执己见，坚称自己前两次痛风发作时，去诊所静脉滴注青霉素后关节疼痛很快得到了缓解。他无法理解为何医生会否定青霉素的疗效。医生还想进一步解释，然而，老李对医生的解释并不买账，依旧坚持自己的观点，很不满意地离开了医院。医生无奈地摇了摇头，深知在医学健康领域，科学普及和患者教育的重要性不容忽视。

专业科普

在老百姓的固有认知里，有炎症就等于有细菌感染，一定要使用青霉素或头孢来消炎治疗。其实，痛风性关节炎的炎症并不是细菌感染引起的，而是由于尿酸盐晶体沉积在关节诱发体内免疫反应而导致的一种无菌性炎症，所以无论是青霉素还是头孢，对于痛风性关节炎都是无效的。之所以很多患者认为青霉素或头孢能治疗痛风，是因为个别地方部分对痛风知识匮乏的医生在使用青霉素或头孢的同时，加了地塞米松。地塞米松是一种激素，具有很好的抗炎作用，可以快速改善痛风患者的关节疼痛。

医护箴言

青霉素或头孢是抗菌药物，对于细菌感染导致的炎症才有效，而痛风性关节炎是一种无菌性的炎症，故不适合使用青霉素或头孢类抗生素治疗。

第六章

降尿酸治疗才是“临床治愈”的保障

痛风患者为什么要进行降尿酸治疗

典型场景

老王是位“资深”的痛风患者，对痛风的治疗早已驾轻就熟。每当痛风发作，他总能迅速应对，一针激素下去，再配上几天的镇痛药，疼痛便消失了，很快生活便恢复如初。对他来说，痛风仿佛成了生活中的小插曲，每年也就发作两三次，忍过那几日痛苦，他又能笑傲江湖了。

然而，今年的体检结果却像一颗重磅炸弹，在他平静的生活中掀起了惊涛骇浪。他的血肌酐值竟然高达145μmol/L，肾小球滤过率也降到了48mL/min，肾脏彩超显示他患上了痛风性肾病。这个消息让老王如梦初醒，他开始意识到自己对痛风的轻视是多么的错误。原来，那些看似微不足道的疼痛，却在无声无息中侵蚀着他的肾脏，使他的健康岌岌可危。医生的话更是像一把利剑，直刺他的心脏：“要想保住肾脏，就必须长期服用降尿酸药，严格控制血尿酸。”

于是，老王开始了他的抗痛风新征程。他调整了自己的饮食，减少了高嘌呤食物的摄入；增加了运动量，让身体更加强壮；积极配合医生的治疗，按时服药，定期检查。在他的努力下，他的血尿酸水平逐渐得到了控制，肾脏功能也开始慢慢恢复。

专业科普

当血尿酸水平攀升至超出人体正常排泄限度时，过多的尿酸便开始在体内四处作乱。它悄无声息地沉积在关节中，导致痛风性关节炎，造成剧烈疼痛；当尿酸在肾脏内堆积，便可能引发尿酸性肾病和结石的形成，对肾脏健康构成严重威胁；更为可怕的是，尿酸还可能悄悄沉积在皮下，形成痛风石。

降尿酸药的出现，为以上这些由尿酸沉积引发的问题带来了转机。只要科学合理地使用这些药物，将血尿酸水平稳稳控制在360μmol/L以下，那些沉积在关节、肾脏和皮下的尿酸盐结晶便会逐渐溶解。这不仅意味着痛风性关节炎的发作将得到有效遏制，尿酸性结石和痛风石也会逐渐消失，让患者重新拥有健康与活力。

医护箴言

长期控制血尿酸达标，可显著减少痛风的发作，预防痛风石的形成，溶解已形成的痛风石，避免骨破坏，预防肾病与结石，降低死亡风险，提升生活质量，是防治痛风及其并发症的关键举措。

单纯血尿酸升高，一定要吃降尿酸药吗

典型场景

王同学16岁，身为家中的独子，可以说是被父母捧在手心里长大的。他从小娇生惯养，生活作息不规律，饮食习惯更是糟糕，经常乱吃东西。

在一次学校的例行体检中，王同学的血尿酸值竟然高达520μmol/L，远超出了正常范围。这个消息像一颗重磅炸弹，在王同学的家庭中掀起了轩然大波。他的妈妈听到这个消息后，心急如焚，焦虑不已。她不敢相信自己的宝贝儿子会患上这样的病，于是带着王同学辗转多个医院，希望得到一个确切的诊断和治疗方案。

然而，每个医生给出的建议却不尽相同。有的医生说王同学的血尿酸太高，需要加用降尿酸药来控制病情；而有的医生则认为王同学年纪尚轻，没

有其他疾病病史，不宜过早使用降尿酸药，应该通过调整饮食和生活习惯来改善病情。王同学的妈妈陷入了深深的矛盾之中。她既担心儿子的健康，又害怕药物会对他的身体造成不良影响。她四处求医问药，希望能够找到一个既安全又有效的治疗方法。

王同学是否需要使用降尿酸药进行治疗呢?

专业科普

对于无症状高尿酸血症患者是否需要使用降尿酸药，各国指南观点不一。欧美国家的指南表示，大多数无症状高尿酸血症患者不会发展为痛风，其降尿酸治疗的益处不会超过潜在的风险或治疗成本，多不推荐。而亚洲国家（日本、中国等）多持积极态度，因高尿酸血症与多种疾病（糖尿病、高血压、慢性肾脏病、心血管疾病等）的发生和发展密切相关。但是否启动降尿酸治疗，还应充分权衡获益和风险。

我国高尿酸血症的治疗时机和治疗目标

<table>
<tr><td rowspan="2">启动降尿酸治疗的时机</td><td>无合并症者，血尿酸≥ 540μmol/L</td><td rowspan="4">合并症者：指患高血压、脂代谢异常、糖尿病、肥胖、脑卒中、冠心病、心功能不全、尿酸性肾结石病、肾功能损害(≥ CKD 2 期)，其中任何一种疾病</td></tr>
<tr><td>伴合并症者且血尿酸≥ 480μmol/L</td></tr>
<tr><td rowspan="2">血尿酸控制目标</td><td>无合并症者，建议血尿酸控制在≤ 420μmol/L</td></tr>
<tr><td>伴合并症时，建议血尿酸控制在≤ 360μmol/L</td></tr>
</table>

注：参考《中国高尿酸血症与痛风诊疗指南（2019）》；慢性肾脏病（chronic kidney disease，CKD）。

医护箴言

单纯高尿酸血症患者是否需要治疗，必须考虑是否存在合并症【指患高血压、脂代谢异常、糖尿病、肥胖、脑卒中、冠心病、心功能不全、尿酸性肾结石病、肾功能损害（≥ CKD 2 期），其中任何一种疾病】，首选饮食控制和生活方式调整等非药物治疗。像王同学这样的青少年高尿酸血症患者，尿酸 < 540μmol/L，且无合并症，故建议通过非药物治疗进行干预，暂时不需使用降尿酸药进行治疗。

痛风患者，
一定要吃降尿酸药吗

典型场景

姜先生今年 38 岁，痛风病史已有 3 年，每次发作都让他痛苦不堪。最近，他的血尿酸水平升至 490μmol/L，同时还患有高血压。他带着不安的心情前往医院就诊，希望能找到解决之道。

然而，医生的意见却让他更加焦虑和无助。有的医生说他每年痛风发作 1 ~ 2 次，不算频繁，可以暂不使用降尿酸药；有的医生则认为他既有痛风又有高血压，潜在心脑血管疾病风险较高，应该积极使用降尿酸药。姜先生不知道该如何选择，他担心药物的不良反应，也担心病情恶化。

姜先生该何去何从呢？

专业科普

对于痛风患者是否需要使用降尿酸药治疗，不同国家和地区指南意见相对统一，而我国指南对目标值更加细化。

我国痛风的治疗时机和治疗目标

启动降尿酸治疗的时机	血尿酸≥ 480μmol 开始降尿酸药治疗
	血尿酸≥ 420μmol 且存在合并症、发病年龄< 40 岁者开始降尿酸药治疗
	建议痛风急性发作完全缓解后 2 ～ 4 周开始降尿酸治疗 正在服用降尿酸药的痛风急性发作患者，不建议停用降尿酸药
血尿酸控制目标	无合并症痛风患者控制血尿酸< 360μmol 有合并症者，控制血尿酸水平< 300μmol/L 不建议将血尿酸长期控制在 180μmol/L 以下

注：参考《中国高尿酸血症与痛风诊疗指南（2019）》；合并症指患高血压、脂代谢异常、糖尿病、肥胖、脑卒中、冠心病、心功能不全、尿酸性肾结石病、肾功能损害（≥ CKD 2 期），其中任何一种疾病。

医护箴言

痛风患者启动降尿酸药治疗需要综合考量，包括血尿酸水平、年龄、合并症等。姜先生发病年龄小于 40 岁，血尿酸 > 480μmol/L，且伴有高血压，故需要立即启动降尿酸药治疗，以控制病情并降低并发症风险。

血尿酸水平越低越好吗

典型场景

老李，一位长期饱受痛风折磨的患者，终于下定决心要降尿酸。他自行购买了非布司他，并坚持每天服用 2 片。两周后，他满怀期待地复查了血尿酸，结果竟然降到了 120μmol/L。就在他以为终于摆脱了痛风之苦时，左踝关节却突然剧痛难忍。老李急忙赶到医院，他疑惑地问医生：“为什么我的血尿酸已经这么低了，还会痛风发作呢？难道不是血尿酸越低越好吗？”

医生耐心地解释道：“虽然降低血尿酸是治疗痛风的重要手段，但过度降低血尿酸也可能导致痛风发作。血尿酸突然大幅度下降，关节中的尿酸盐结晶会迅速溶解，释放出大量微小晶体，诱发痛风性关节炎急性发作。因此，降尿酸治疗需要循序渐进，不能急于求成。”

专业科普

在人类的进化过程中，通过几百万年的基因突变，人体内尿酸酶（尿酸酶是一种能让尿酸失去其作用的蛋白质）活性逐渐丧失，导致人类血尿酸水平高于其他哺乳动物（如肉食动物狮子、豹等），这对人类的进化历程是有积极意义的。血尿酸水平的升高给人类带来了一些生存方面的优势，如直立行走增加脑部供血、维持血压、抗氧化、抗肿瘤、提高智力等。

血尿酸水平过低可能会引发阿尔茨海默病、多发性硬化等疾病。所以血尿酸并不是越低越好。

痛风患者控制血尿酸也是有“底线”的，一般来说不能低于180μmol/L。

医护箴言

生理水平的尿酸对于保证人体正常生理功能非常重要。血尿酸水平过低可能增加阿尔茨海默病和帕金森综合征等神经性疾病的发生风险。因此，血尿酸值不是越低越好！一般建议血尿酸值不低于180μmol/L。

非布司他的用法及注意事项

典型场景

2018 年，43 岁的花先生因急性心肌梗死接受了冠状动脉支架植入术。而在这之前，他已饱受痛风折磨长达 5 年。他的血尿酸值高达 498μmol/L，但肝肾功能尚属正常，泌尿系统超声也未发现结石。为了缓解痛风带来的痛苦，花先生曾尝试多款朋友推荐的药物，但效果均不尽如人意。他听闻非布司他作为降尿酸的新药，疗效显著，于是向医生表达了使用该药治疗的强烈愿望。

然而，医生在仔细评估了花先生的病情后，却认为非布司他并不适合他。医生解释，尽管非布司他在降尿酸方面表现优秀，但考虑到花先生有心肌梗死病史，而非布司他可能增加心脏病患者的死亡风险，故不建议他使用。

专业科普

非布司他为抑制尿酸合成的降尿酸药，效果较好。

1. 非布司他的用法 初始剂量为 20mg/d，每 2 ~ 4 周监测血尿酸及肝肾功能，不达标者可逐渐递增剂量，最大剂量为 80mg/d。

《中国高尿酸血症与痛风诊疗指南（2019）》指出，非布司他通过肠道和肾脏双通道排泄，与其他降尿酸药相比，其降尿酸效果及肾脏的保护作用更佳。轻度肝功能受损的患者是可以使用非布司他的。轻度肝功能受损是指谷丙转氨酶、谷草转氨酶等肝酶升高小于 3 倍正常值。对于肾功能异常的患者也可以使用非布司他，研究表明，非布司他对合并慢性肾脏疾病 4 ~ 5 期的痛风患者仍有一定的治疗效果，推荐起始剂量为 20mg/d，最大剂量为

40mg/d。尿毒症透析的患者也可以使用非布司他，但要从更小剂量开始，比如每天 10mg，2～4 周根据血尿酸结果以及患者反应调整。

2. 使用非布司他的注意事项

（1）不良反应大多轻微，偶见恶心、皮疹、肝功能异常、关节痛、横纹肌溶解症、肾小管间质性肾炎、精神异常等，宜从小剂量开始用药，定期监测肝功能。

（2）大剂量非布司他可能诱发心血管疾病，因此美国食品药品管理局提醒，使用此药前医生应仔细询问患者的心脏病及脑卒中病史，服药期间监测心肌梗死和脑卒中的症状与体征，合并心脑血管疾病的老年者使用需谨慎。非布司他对心血管的影响目前还是存在较大争议，因此并非伴有心血管疾病的痛风患者就绝对不能使用非布司他，还需要权衡利弊，在专科医生指导下用药。

医护箴言

在治疗疾病时，不能盲目追求新药或特效药，而应结合自身情况，听从医生的建议，选择最适合自己的治疗方案。花先生肝、肾功能正常，泌尿系彩超未见结石，可使用别嘌醇或苯溴马隆进行降尿酸治疗。

别嘌醇的用法及注意事项

典型场景

在一个普通的小镇上，有一位 56 岁的张先生，患痛风已经整整十年。尽管痛风时常折磨着他，但他却一直未能接受规范的治疗。有一天，张先生在和朋友闲聊时听说别嘌醇可以降低血尿酸，便心动不已。他决定自己去药店购买这种药物，并按照朋友的“指导”开始服用。

然而，一周后，张先生的身上开始出现皮疹，并伴随着剧烈的瘙痒。他听从了邻居的建议，认为这可能是湿疹，于是又自行购买了抗过敏药物。可是，用药十余天后，皮疹反而越来越重，皮损逐渐加重并融合，弥漫潮红、肿胀，伴有水疱、糜烂、渗出、结痂、异味，部分皮损处大量鳞片状、落叶状脱屑，情况变得异常严重。这时，张先生才急忙赶去医院。

经过医生的诊断，张先生被确诊为剥脱性皮炎型药疹（别嘌醇过敏）。尽管医生们全力救治，但由于后续合并了皮肤感染，并继发了肾功能衰竭，最终张先生还是没能抢救过来，不幸离世。

专业科普

别嘌醇为抑制尿酸合成的降尿酸药。

1. 别嘌醇的用法 成人初始剂量为每日 50mg，每 2 ~ 4 周监测血尿酸及肝肾功能，若血尿酸未达标，每次可递增 50 ~ 100mg，最大剂量为每日 600mg，分 2 ~ 3 次服用。因别嘌醇通过肾脏排泄，故肾功能不全者需谨慎使用。肾小球滤过率 15 ~ 45mL/min 者推荐剂量为每日 50 ~ 100mg；肾小球滤过率 < 15mL/min 者禁用。

2. 使用别嘌醇的注意事项

（1）常见不良反应有腹泻、腹痛等胃肠道症状，以及皮疹、低热、肝功能异常等。

（2）剥脱性皮炎型药疹：虽然少见，但非常致命。典型表现是用药后先有周身弥漫潮红、肿胀，经 2 ~ 3 周后出现大片皮肤剥脱。特别要注意的是，别嘌醇过敏与 HLA-B*5801 基因紧密相关。因此，建议在服用别嘌醇前进行基因检测，若该基因呈阳性，避免使用。

（3）可引起过敏性肝坏死、肝肉芽肿形成，伴胆囊炎、胆管周围炎、剥脱性皮炎等，常见于用药后 3 ~ 4 周。

（4）禁用于严重肝肾功能不全、明显血细胞低下者。

医护箴言

别嘌醇在亚洲人群中过敏反应发生率较高，可能与携带 HLA-B*5801 基因有关。建议使用别嘌醇前进行 HLA-B*5801 基因检测。

苯溴马隆的用法及注意事项

典型场景

王先生，一位年过古稀的农民，痛风病史已有 5 年。过去，他并未太在意痛风的问题，觉得年纪大了，身体有些小毛病在所难免。然而，最近他的痛风发作得越来越频繁，血尿酸值高达 601μmol/L，这让他不禁有些紧张。王先生向痛风控制得好的朋友请教，得知苯溴马隆疗效显著。他满怀期待地来到风湿免疫科，期盼医生能开具此药，助他缓解病痛。然而，医生在查阅他的病历后，发现王先生患有肾结石多年，因此并不建议他使用苯溴马隆。

王先生听后，心中颇为不满。他认为自己朋友使用这种药效果很好，为何医生却如此固执己见，故意为难他呢？他甚至有些激动地与医生争辩起来。就在这时，王先生的儿子在网上查阅了相关资料，证实了医生的正确性。他耐心地劝说父亲，降尿酸治疗并非儿戏，需要听从专业医生的建议。在儿子的劝说下，王先生终于冷静下来，决定听从医生的安排，先进行详细的检查，再选择合适的降尿酸药。

专业科普

苯溴马隆为促进尿酸排泄的降尿酸药，特别适用于肾尿酸排泄减少的高尿酸血症和痛风患者。

1. 苯溴马隆的用法　起始剂量为每日 25mg，每 2～4 周监测血尿酸及肝肾功能，若血尿酸未达标，每次可递增 25mg，可逐渐增加至每日 100mg。肾小球滤过率 < 20mL/min 的肾功能不全患者禁用。对于肾小球滤过率 > 60mL/min 的成人无须减量。

2. 使用苯溴马隆的注意事项

（1）不良反应轻微，可能出现胃肠不适、腹泻、皮疹等，但较为少见。罕见肝功能损害，国外报道发生率为 1/17 000。

（2）重度肾功能损害者（肾小球滤过率 < 20mL/min）及患有肾结石的患者禁用。

（3）治疗期间需要大量饮水以增加尿量（每日尿量不低于 2 000mL），从而促进尿酸排泄，避免排泄尿酸过多而在泌尿系统形成结石。

（4）在开始用药的前 2 周可酌情给予碳酸氢钠或枸橼酸合剂，使患者尿液的酸碱度控制在 6.2～6.9。定期测量尿液的酸碱度。

医护箴言

使用苯溴马隆的禁忌是重度肾功能损害（肾小球滤过率 < 20mL/min）及肾结石。用药期间需要大量饮水以增加尿量，并将尿液的酸碱度控制在 6.2～6.9。

碱性药物的用法及注意事项

典型场景

老张，一位饱经风霜的六旬老人，多年来痛风与肾结石的折磨如影随形，每年一次的取石手术更是让他痛不欲生，他的生活几乎被病痛的阴影笼罩。一年前的一个清晨，老张的痛风再次发作，疼痛如刀割一般，难以忍受。他急忙赶到风湿免疫科，寻求医生的帮助。医生详细查看了他的病历，严肃地告诉他，痛风和肾结石的根源都在于高尿酸血症。只有规范降尿酸，才能从源头上控制肾结石的再生，而加用碱性药物则有助于肾结石的顺利排出。

老张听后似乎想起来泌尿科医生也曾建议他要降尿酸和碱化尿液。虽然有些疑虑，但多年的病痛已经让他身心俱疲。他深知，只有听从医生的建议，才有可能摆脱这无尽的折磨。于是，他下定决心，开始接受规范的治疗。经过一段时间的精心治疗，老张惊喜地发现，自己的痛风症状竟然没有再发作，肾结石也没有再复发，连之前因结石引起的肾积水也消失了。他十分感激，紧紧握住医生的手，激动地说："谢谢你们，是你们让我重获新生，我终于可以摆脱痛风和肾结石的折磨了！"如今的老张，生活已经恢复了往日的宁静与快乐。他逢人便说："治疗高尿酸血症引起的肾结石，一定得找风湿免疫科的医生，他们能帮我们从根本上解决问题。"

专业科普

《中国高尿酸血症与痛风诊疗指南（2019）》指出：痛风患者最佳晨尿酸碱度值为 6.2～6.9。酸碱度值过低会使肾结石发生率增高，过高虽可增加尿酸溶解度，但也会增加磷酸钙和碳酸钙等结石形成风险。

临床上常用的碱性药物主要包括枸橼酸制剂和碳酸氢钠。碱化尿液的治疗效果评价应监测24小时尿平均酸碱度值或服药后2～4小时尿液酸碱度值。

常用碱化尿液药物的比较

药物名称	枸橼酸制剂	碳酸氢钠
用量	早晨、中午各2.5g，晚上5g，饭后服用	0.5～1.0g/次，每日3次，饭后服用
是否可长期使用	长期使用可能引起高血钾症	有致代谢性碱中毒风险，高血压患者不宜使用
胃肠道刺激	常见不良反应为胃肠道不适、恶心、腹痛和腹泻，较轻微	常出现腹胀不适，发生率较高
尿路结石风险	可溶解尿路结石	有导致钙盐结石风险
注意事项	1. 枸橼酸盐与含铝的药物同用会增加铝的吸收，联用建议间隔至少2小时 2. 注意监测血钾水平，避免发生高钾血症。尤其是在肾功能异常的老年患者联合应用保钾利尿剂和血管紧张素转换酶抑制剂类降压药（卡托普利、依那普利、贝那普利等）时，易引起高钾血症而发生致死性高钾性心律失常 3. 禁用于急性肾损伤或慢性肾功能衰竭、严重酸碱平衡失调、慢性泌尿道尿素分解菌感染及肝功能不全者	1. 监测血压、水肿等情况，避免增加心衰的风险 2. 血碳酸氢根浓度 < 22mmol/L可增加肾脏疾病的风险，与其他药物相隔1～2小时服用

医护箴言

痛风患者使用碱性药物将尿酸碱度控制在6.2～6.9，有助于尿酸的排泄和尿酸性结石的排出。

降尿酸药可以联合使用吗

典型场景

田先生，年仅 32 岁，患痛风整整 6 年。为了降低血尿酸水平，他四处寻觅良方。听说非布司他降尿酸效果出众，便自行购买服用。尽管血尿酸数值有所下降，但始终在 440 ~ 480μmol/L 徘徊，难以达到理想水平。

不甘心的田先生又听闻苯溴马隆疗效显著，于是再次自行购买尝试。然而，即使换了药，他的血尿酸水平依然顽固地维持在 450μmol/L 左右。

田先生渐渐失去了信心，认为自己的血尿酸就是降不下来的，于是放弃了治疗。近半年来，痛风发作越来越频繁，让他苦不堪言。在忍无可忍的情况下，田先生终于来到了医院，经过导诊来到了风湿免疫科。医生迅速为他缓解了疼痛，但一提到降尿酸，田先生直摇头，满脸无奈。医生耐心地为他解释，提出可以联合使用非布司他和苯溴马隆两种药物来降尿酸。田先生虽然半信半疑，但还是抱着试试看的态度接受了医生的建议。没想到，经过一个月的治疗，他的血尿酸竟然降到了 310μmol/L！半年之后，田先生的痛风再也没有发作过，他终于摆脱了多年的病痛折磨，并下决定做好疾病管理。

专业科普

若单个降尿酸药足量、足疗程治疗，血尿酸仍未达标的患者，可考虑联合应用两种不同作用机制的降尿酸药。如非布司他联合苯溴马隆，别嘌醇联合苯溴马隆；但不能用非布司他联合别嘌醇。联合使用降尿酸药需要严密监测不良反应，如定期复查肝肾功能，注意过敏反应等。

医护箴言

抑制尿酸合成的降尿酸药（别嘌醇、非布司他）与促进尿酸排泄的降尿酸药（苯溴马隆）可以联合使用。但一定要先排除用药禁忌，同时使用的过程中也要监测肝肾功能。

听说国外有一种快速溶解尿酸的药物，可以自行买来使用吗

典型场景

老赵今年 67 岁，近 10 年来一直深受痛风的折磨。每当痛风发作，那种疼痛简直让他无法忍受。这些年来，他尝试过各种治疗方法，从别嘌醇到非布司他，再到苯溴马隆，可是血尿酸的控制情况总是时好时坏，无法持续达标。每当看到别人自由自在地享受生活，而自己却因为痛风而步履维艰，老赵的心中总是有那么一丝绝望。

命运似乎总是在不经意间给人带来转机。一次偶然的机会，老赵从一位病友的口中听说，国外有一种叫做普瑞凯希的药物，能够快速降低血尿酸水平，效果非常显著。这个消息像是一缕春风，吹散了老赵心中的阴霾，让他再次燃起了对治疗的希望。老赵迫不及待地找到儿子，把这个好消息告诉了他。儿子是个孝顺的人，听完父亲的话后，立即上网查找关于普瑞凯希的相关信息。他了解到普瑞凯希是一种重组尿酸酶，能够有效地降低血尿酸水平。但他也看到了关于药物不良反应的相关信息，这让他不禁有些犹豫。

然而，老赵对普瑞凯希的期望已经远远超过了儿子对不良反应的担忧。他坚持认为，只要能够降低尿酸，减少痛风发作，哪怕有一些不良反应也是值得的。他不断地劝说儿子，让他想办法去购买这种药物。面对父亲的坚

持，儿子带上老赵一起去找专科医生咨询。医生在详细了解了老赵的病情和用药史后，告诉他们普瑞凯希确实是一种非常有效的降尿酸药，但同时也指出了其潜在的不良反应，如恶心呕吐、过敏反应等，在国外是作为常规治疗效果不佳的二线用药。老赵虽然用过国内上市的一些降尿酸药，但剂量不够、疗程不足，建议在医生的指导下重新调整用药，如果有效，1 ~ 2 个月血尿酸水平就会达标。老赵觉得不差这 2 个月的时间，就听从了医生的建议。医生采用非布司他联合苯溴马隆，将老赵的血尿酸水平降到了 300μmol/L。经过半年的坚持，老赵的痛风未再发作，他非常高兴，也很庆幸自己没有乱用药，避免了不必要的麻烦。

专业科普

尿酸酶是一些哺乳动物体内具有的内源性尿酸氧化酶，可以把嘌呤的代谢产物——尿酸氧化分解为尿囊素，尿囊素在尿液中的溶解度是尿酸的 5 ~ 10 倍，因此尿囊素比尿酸更容易排出体外。

然而在人类进化过程中尿酸酶活性丧失，尿酸不能进一步氧化分解为尿囊素，所以尿酸便成为人类体内嘌呤代谢的最终产物。生成的尿酸绝大部分以原形从尿中排出，仅有极少部分分解为尿囊素、氨和二氧化碳。

目前，临床上应用的尿酸酶主要包括拉布立酶和普瑞凯希，前者在 2001 年率先于德国、法国上市，后者于 2011 年取得全球经营权。普瑞凯希尚未在国内上市，拉布立酶在中国获批适用于控制儿童白血病及淋巴瘤患者的高尿酸血症。

尿酸酶制剂能够直接分解尿酸达到快速降低尿酸的目的，正是由于血尿酸下降得太快，会导致严重的“溶晶痛”。此外，还可能出现注射部位感染、过敏、产生药物抗体、心血管不良事件，以及和其他药物一样造成肝肾功能损害等不良反应。

目前，该类药物在国外售价昂贵。就拿较为常用的普瑞凯希来说，每支规格为 8mg/mL，售价折合人民币约 1 万元。该药的用法为每次将 8mg 配入生理盐水中静脉滴注，每 2 ~ 4 周应用 1 次，这样算下来每月治疗费用需 1 万 ~ 2 万元人民币。

2023 年 9 月，由中华医学会风湿病学分会组织权威专家制定的《痛风诊疗规范（2023 年）》建议：“对难治性痛风、其他药物疗效不佳或存在禁忌证、血液系统恶性肿瘤或放化疗所致的急性血尿酸显著升高，可考虑使用尿酸酶，包括拉布立酶和普瑞凯希，目前国内均未上市，不建议将其作为一线用药。”在国外也不将尿酸酶作为一线用药，而是用于常规治疗无效或有禁忌证的严重痛风患者。

医护箴言

尿酸酶制剂可以快速降低血尿酸，但不良反应较多，且价格昂贵，不作为首选药物。更不能自行购买。

中医药治疗痛风效果怎么样

典型场景

老钱，65 岁，深受痛风之苦已有五年。他深信中医之道，对西药始终持着怀疑和排斥的态度，坚信西药不良反应大，而中药则温和无害。起初，每当痛风发作，老钱便求助于中药。那些草药熬成的汤剂，似乎能神奇地缓解他的疼痛，让他重新找回生活的安宁。然而，随着时间的推移，痛风的发作越来越频繁，几乎每月他都要经受 1 ~ 2 次的折磨。尽管风湿免疫科的医生一再劝告老钱，需要长期服用降尿酸药来控制病情，但他始终对西药心存忌惮。他跑遍了全国知名的中医院，寻找能够降尿酸的中药，希望能在不服用西药的情况下，找到中药治疗痛风的良方。经过一段时间的努力，老钱的血尿酸水平由原来的600μmol/L降到500μmol/L左右，但始终未能达到360μmol/L以下的目标。痛风依旧反复发作，让他痛苦不堪。不甘心的老钱开始自行查阅中医书籍，尝试自己配制中药进行治疗。

服用自配中药3个月后，老钱逐渐感到四肢麻木，全身无力。在妻子的催促下，老钱前往医院检查。结果显示，他的谷丙转氨酶高达189U/L，肌电图提示周围神经病变。医生经过仔细询问病史和化验检查，告诉老钱，这些症状是中药乌头中毒的表现。原来，老钱在自行配制中药时，加入了乌头，这种草药含有乌头碱，具有很强的肝毒性和神经毒性，因此导致了他的肝损伤和神经损伤。听到这个消息，老钱顿时如坠冰窟。他怎么也想不到，自己一直以来深信不疑的中药，竟然会让他陷入如此境地。他后悔不已，恨自己为何不听从医生的建议。

在医生的反复劝说下，老钱终于放下了对西药的偏见和恐惧，开始接受正规的西药治疗，并在医生的指导下逐渐调整药物剂量，定期复查监测疗效和不良反应。经过半年的规范治疗，老钱的痛风终于不再发作了。

专业科普

从中医角度看，痛风可归入痹证的范畴，其发病机理多与风寒湿邪、痹阻经络、肝肾不足等因素有关。因此，中医治疗痛风时，会根据患者的具体情况，如关节疼痛的性质、病程长短以及伴随症状等，进行辨证施治。

在缓解疼痛方面，综合运用中药、针灸、按摩等手段，确实具有一定的效果，疗效也比较确切。但中药并非绝对安全。若处方中含有附子、川乌、草乌等含有乌头碱的药物，则不良反应较大，必须监测肝肾功能、血常规，及时发现不良反应。

在中医理论中没有降尿酸的概念。根据《中国高尿酸血症相关疾病诊疗多学科专家共识》，在辨证论治的基础上，选方用药还可参考现代药理学研究成果酌情使用。研究表明，土茯苓、虎杖、菝葜、姜黄能抑制黄嘌呤氧化酶的活性，降低血尿酸水平；萆薢、栀子、车前草等可调控尿酸盐转运蛋白的表达，减少尿酸的重吸收，促进尿酸排泄。然而，临床实践证明，中药降尿酸疗效较弱。很难将血尿酸降至 360μmol/L 以下的目标值，而血尿酸不达标，痛风就很难不复发。

综上所述，中医药治疗痛风具有独特的优势和特色，可以在一定程度上缓解痛风症状，降低血尿酸水平，提高患者的生活质量。建议与西药配合使用，起到增效并减少不良反应的目的。然而，在使用中药治疗痛风时，患者仍需要监测药物的不良反应，并在医生的指导下进行治疗。

医护箴言

中医药在痛风急性期止痛方面具有一定疗效，在降尿酸方面疗效较弱。中医药也可能有不良反应，治疗期间也要定期监测。

为什么一吃降尿酸药就疼痛，可以避免吗

典型场景

孙先生是一位性格固执的人，今年 54 岁，患痛风 8 年。近两年，他的痛风发作日趋频繁，甚至长出了痛风石。然而，他却始终拒绝接受规范治疗，总是听说哪个药有效就自行购买尝试。他先后尝试过非布司他、别嘌醇、苯溴马隆等药物，但每次使用后都会引发痛风急性发作，这让他对这些药物产生了极度的抵触情绪。

孙先生的一位朋友在风湿免疫科医生的治疗下，痛风病情得到了有效的控制，饮食也不再像以前那样严格受限。这让孙先生心生疑惑，难道真的有什么降尿酸的“秘方”吗？于是，孙先生带着满腹疑问来到了风湿免疫科门诊。他急切地问医生：“降尿酸有什么秘方吗？”医生耐心地告诉他，目前国内降尿酸的药物只有非布司他、别嘌醇、苯溴马隆这三种，并没有所谓的“秘方”。孙先生听后非常生气，他认为医生在故意隐瞒真相。他激动地说：“这些药我都吃过，越吃越痛！能把我朋友治疗得这么好，你肯定有什么秘方！为什么不能告诉我？”医生面对孙先生的误解，感到十分无奈。他解释说：“用药剂量、时机、疗程和搭配都是非常关键的。同样一种药物，不同的人使用效果也会有所不同。你朋友的治疗方案是根据具体情况来制订的，所以他的病情得到了控制。我也会为你制订一个适合你的治疗方案，但你需要相信我，并配合治疗。”

孙先生虽然半信半疑，但看到朋友的痛风病情确实得到了控制，他还是决定听从医生的建议。在接下来的半年里，他严格按照医嘱服药，并注意饮食和生活习惯的调整。渐渐地，孙先生的痛风发作次数减少了，疼痛也减轻了。他感到非常开心和惊讶，原来真的是用药的方法和搭配不同，效果会大不一样。他感慨地说：“治病用药真的有点像做菜，同样的食材在厨师手里就能变成美味佳肴，同样的药物在医生手里就能发挥神奇的疗效。”

专业科普

在降尿酸治疗过程中，痛风急性发作的频率确实很高，荟萃分析发现，开始降尿酸治疗的 3 ~ 6 个月内，12% ~ 61% 的痛风患者出现痛风的反复发作，继续治疗到第 7 ~ 12 个月，痛风发作频率显著降低。当使用降尿酸药后，血尿酸下降，沉积在关节腔内的尿酸盐结晶就会发生溶解，这些结晶会刺激关节发生炎症反应，从而引起痛风的急性发作。

那么，如何减少降尿酸过程中痛风的急性发作呢？

1. 在开始降尿酸治疗时，应从小剂量开始用药，避免尿酸下降太快。

2. 预防性使用抗炎镇痛药物，可以选择每日 0.5 ~ 1mg 的秋水仙碱，如有秋水仙碱禁忌证不能使用者，或者因为严重胃肠道反应不能耐受者，可选择小剂量的非甾体抗炎药或者小剂量激素。预防性用药一般需要 3 ~ 6 个月。

医护箴言

血尿酸水平下降太快，会诱发痛风的急性发作。为了减少降尿酸过程中痛风发作次数，建议从小剂量药物开始，避免尿酸下降过快。而且，建议同时使用小剂量秋水仙碱等抗炎镇痛药 3 ~6 个月来预防痛风急性发作。

降尿酸药"伤肝"吗

典型场景

赵先生，一位 40 岁的中年男子，多年来他深受痛风之苦。然而，他一直对降尿酸药心存芥蒂，坚信"是药三分毒"，尤其是听说这些药物会"伤肝"，更是让他对治疗望而却步。尽管家人和同事多次劝说，赵先生依然固执己见，坚持不服用降尿酸药。然而，随着时间的推移，痛风的发作越来越频繁，疼痛让他夜不能寐，白天也无法正常工作。频繁请假不仅让他失去了全勤奖，还导致工作表现不佳。

面对工作和生活的双重压力，赵先生终于意识到不能再这样下去。在家人和同事的鼓励下，他决定向专业的医生请教解决办法。医生详细了解了他的病情后，建议他采用小剂量非布司他联合秋水仙碱的治疗方案。然而，赵先生对药物依然心存疑虑，害怕会"伤肝"。他自行购买了护肝片，打算与降尿酸药一起服用。医生得知后，耐心地向他解释药物的作用机制和安全性，告诉他只要按照医嘱用药，定期复查，药物对肝脏造成伤害的可能性很小，即使发生肝损伤，及时停药，也不会造成严重后果。但赵先生依然半信半疑。两周后，赵先生来到医院复查。结果显示，他的肝功能完全正常，并未出现任何“伤肝”的表现。医生再次建议他停掉护肝片，但赵先生仍然不放心，只同意将护肝片减量。又过了两周，赵先生再次来到医院复查。这次，他的肝功能依然正常。医生再次强调，只要按照医嘱用药，就不需要额外服用护肝片了。赵先生终于被说服，停掉了护肝片。

在接下来的半年里，赵先生坚持按照医生的指导进行治疗。每次复查，他的肝功能都保持正常，血尿酸也逐渐达标。渐渐地，他的痛风发作次数减少了，疼痛也减轻了。他感到非常开心和庆幸，终于明白自己担心用药“伤肝”是多余的。

专业科普

痛风患者肝功能异常的原因很多，主要包括以下几方面。

1. 脂肪肝 流行病学调查显示，痛风人群脂肪肝患病率为23.1%，显著高于不伴有痛风者。随着脂肪肝病程的进展，肝功能可能逐渐异常。同时，脂肪肝患者在接受治疗后也易出现肝功能异常现象。

2. 酒精因素 很多痛风患者有长期饮酒的习惯，当达到一定饮酒量或饮酒年限，就会大大增加肝损伤风险，少数患者甚至出现酒精性肝病。

3. 药物因素 治疗痛风的药物，不管是急性期的抗炎镇痛药和秋水仙碱，还是缓解期的降尿酸药都存在损伤肝功能的可能，加之痛风患者往往合并高血压、血脂异常等疾病，联合用药机会增加，药物性肝损害机会增加。导致痛风患者肝损伤的常见药物排在首位的为非甾体抗炎药，其次为非布司他、秋水仙碱及中草药，联合应用降脂药物时也容易出现肝损伤。

4. 其他 如合并病毒性肝炎、自身免疫性肝病、胆管疾病、肿瘤等，相对较少见，反复肝功能异常者需要进行更详细的血液以及影像学检查以排除以上疾病。

降尿酸药导致肝损伤发生率并不高。研究表明，非布司他和别嘌醇导致肝功能异常发生率分别为2%～13%和2%～6%。欧美国家相关数据显示，苯溴马隆肝功能异常发生率为1/17 000，在国内尚无这方面数据。可见，降尿酸药所致肝损伤发生率较低，广大患者不应该因为害怕“伤肝”而拒绝使用降尿酸药。但痛风患者肝损伤的原因是多方面的，临床中应该注意鉴别。

医护箴言

降尿酸药引起肝损伤并不多见，肝功能正常的患者可以正常使用，定期监测肝功能即可。即使出现药物性肝损伤，及时停药一般肝功能可恢复正常。但重度肝功能不全的患者禁用降尿酸药。

降尿酸药“伤肾”吗

典型场景

老王是个胆子比较小的人，今年60岁。15年前，他被诊断为痛风，但他一直固执地不肯服用降尿酸药，因为他认为这些药物会“伤肾”。

5年前的一个晚上，老王突然感到腰部剧痛，痛得几乎无法站立。他紧急前往急诊科就诊，经过一系列检查，医生告诉他，他的腰痛是由肾结石引起的肾绞痛所致，而这种结石正是由于尿酸沉积在肾脏导致的。医生建议他尽快去风湿免疫科进行降尿酸治疗，以免尿酸对肾脏进一步伤害。然而，老王却对医生的建议心存疑虑。他担心降尿酸药会“伤肾”，因此并没有前往风湿免疫科接受治疗。

时间一天天过去，老王的痛风发作越来越频繁。半年前，他发现自己的下肢出现了水肿，这让他感到非常不安。于是，他前往肾内科治疗。检查发现血肌酐已经达到了324μmol/L（提示肾衰竭），肾脏超声提示肾盏充满尿酸盐结晶。医生严肃地告诉他，目前考虑尿酸性肾病、慢性肾功能衰竭。主要是由于过多的尿酸沉积在肾脏所致，与痛风的发病机制一样。老王听了医生的话，心中五味杂陈。他回想起过去几年，自己总是心存畏惧，担心降尿酸药会“伤肾”。然而，他未曾料到，正是那持续的高尿酸血症，无声无息地侵袭着自己的肾脏，造成了无法挽回的伤害。这突如其来的领悟，让老王心中充满了无尽的悔意，感叹自己的无知和固执。

专业科普

血尿酸不仅沉积在关节诱发痛风，还会沉积在肾脏诱发痛风性肾病，又称“尿酸性肾病”。尿酸性肾病分为以下三大类。

1. 急性尿酸性肾病　主要由大量尿酸盐在肾间质和肾小管沉积，肾小管被填充、阻塞，致尿量突然减少，肾功能呈急剧下降所致。多表现为少尿或无尿型急性肾衰竭。

2. 慢性尿酸性肾病　多由尿酸盐沉积于肾髓质所引起。早期为间质性肾炎，多表现为间断的镜下血尿或少量蛋白尿，部分患者可出现水肿、肉眼血尿或高血压。当肾小管功能受累时，出现多饮、多尿、夜尿增多等症状。随着肾小球滤过率的下降，逐渐进展为慢性肾脏病。

3. 尿酸性肾结石　约20%的高尿酸血症患者存在肾结石，痛风患者肾结石发生率为正常人的200倍。结石较小者呈砂砾状，可随尿排出，无明显症状；较大者引起尿路梗阻，导致肾绞痛、血尿；并发尿路感染者，可出现肾盂肾炎症状。

降尿酸药“伤肾”的概率极低，相反，血尿酸的下降会间接引起肾脏沉积的尿酸减少，对肾脏具有保护作用。如果尿酸持续小于300μmol/L，尿酸性肾病患者的肾功能会好转，甚至恢复正常。尿酸性肾结石也会减少，或者不再发生。苯溴马隆是一种促进尿酸排泄的药物，可以抑制肾小管对尿酸的重吸收，导致尿液中尿酸浓度升高形成结晶，可能引起或加重尿酸性肾病。肾结石的患者若服用苯溴马隆，可能会使尿酸盐结晶沉积在肾结石周围，导致肾结石体积越来越大，不利于肾结石的消除和排出。非布司他和别嘌醇是抑制尿酸合成的药物，尿液中尿酸浓度降低，对肾脏有益，极少导致肾脏损伤。

医护箴言

血尿酸不仅会沉积在关节诱发痛风，还会沉积在肾脏，引起肾结石和尿酸性肾病。而降尿酸药虽然可能存在一定的不良反应，但相对于高尿酸血症对肾脏的损害来说，其风险要小得多。

痛风患者要吃一辈子降尿酸药吗

典型场景

繁华的都市中，小王是一位忙碌的业务经理，他年轻有为，事业做得风生水起。然而，就在小王30岁那年的某一天，脚趾如同被烈火灼烧，每走一步都疼痛难忍。小王前往医院检查后提示血尿酸高达589μmol/L，远超正常范围。医生诊断为痛风，予消炎止痛治疗，并嘱咐他疼痛缓解两周后每日使用非布司他20mg，进行降尿酸治疗，服用非布司两周后复诊。

小王是个工作狂，他总是忙于各种会议和项目。为了节省时间，他在公司附近的一个诊所随意测了一下血尿酸，结果显示为335μmol/L。小王非常高兴，以为自己的尿酸问题已经彻底解决了，于是擅自停了降尿酸药。

然而，好景不长。停药后的第6周，小王的膝关节突然红肿剧痛，几乎无法行走。他再次来到医院，检查结果显示血尿酸水平又上升到了515μmol/L。小王愤怒地质问医生："你开的药一点用都没有，吃药血尿酸就低，停药血尿酸就高！"

医生耐心地解释道："降尿酸治疗是一个长期的过程。具体降尿酸药要吃多久，因人而异，没有定论。和高血压、糖尿病一样，大部分患者需要终身服药。"

小王反问医生："这个降尿酸药难道要长期吃吗？我以为吃完一盒就好了，我这么年轻，我可不能一辈子都吃药，现在就变成药罐子。"

医生严肃地回答道："如果不想一直吃药，那你就要好好配合，调整生活方式，比如减肥、控制饮食、多饮水等。如果你既想生活上肆意妄为，又不想吃药，现在的医疗技术解决不了你的问题。"

在医生的鼓励和劝说下，小王开始重新审视自己的生活方式。他决定减肥、控制饮食，并坚持服用降尿酸药。他减少了高嘌呤食物的摄入，增加了蔬菜和水果的比例。他每天坚持运动，无论是跑步还是游泳，都让他感到身心愉悦。一年后，小王的努力终于得到了回报。他的身材变得标准而健硕，饮食习惯也变得健康而规律。当他再次来到医院复查时，医生告诉他一个好消息：他的血尿酸水平控制得非常好，降尿酸药剂量减半，继续保持健康的生活方式，以后有希望彻底停药。

专业科普

痛风是由于血尿酸水平过高，无法正常排出体外，过多的尿酸沉积到关节、肾脏、皮下等部位所致的代谢性疾病。也就是说，当痛风发作的时候，患者关节中的尿酸盐就已经沉积很多了。如果想避免痛风发作，需要反其道而行之，即将血尿酸降低至目标水平（血尿酸 < 360μmol/L）。这样，关节中的尿酸盐会逐渐溶解，溶解到一定程度，痛风就不会反复发作了。

我们须知，尿酸在关节中的沉积是长年累月的结果，有的可能经历了数年，甚至数十年的累积。那么，要想让这些沉积的尿酸溶解，又岂能一蹴而就？因此，对于痛风患者而言，降尿酸治疗绝非一时的应急之举，而是一个需要长期坚持的过程。具体降尿酸药要吃多久，因人而异，没有定论。和高血压、糖尿病一样，大部分患者需要终身服药。如果长期规范用药，血尿酸一直控制在目标水平以下，可以在医生的指导下缓慢减药。一部分患者在饮食控制、戒酒、减轻体重、生活规律的前提下可以停用降尿酸药。但即便停药，仍需要定期监测血尿酸水平，一旦发现升高，便需要及时恢复用药，以免痛风再次发作。

专业科普

降尿酸治疗是一个长期的过程，很多患者需要终身用药。但如果积极配合，进行低嘌呤饮食、控制体重、多饮水、适当运动等生活方式调整，也许可以少吃药，甚至停药。

儿童、青少年患高尿酸血症，需要吃药吗

典型场景

在一个阳光明媚的午后，小华，一位正值青春期的初中生，和他的父母坐在医院的长椅上，脸上写满了焦虑。体检报告显示，小华的血尿酸水平高

达 569μmol/L，这个数字让一家人都感到震惊和不解。

小华一直是个乖巧懂事的孩子，他身高 170cm，体重 55kg，平时饮食也很清淡，并不爱吃大鱼大肉。但就是这样的他，怎么会血尿酸升高呢？小华的父母心中充满了疑惑和担忧。

医生接过小华的体检报告仔细翻阅，然后抬起头，温和地询问小华的生活习惯。医生了解到，小华平时很少喝水，总是用饮料来代替。无论是口渴了，还是运动完需要补充水分，他总是随手拿起一瓶饮料就喝。医生说："把饮料当水喝就是导致小华血尿酸升高的主要原因。"他解释说，饮料中往往含有大量的果糖，而果糖会影响尿酸的正常排泄，从而引起血尿酸升高。

在医生的指导下，小华不再喝饮料，增加水的摄入量。他还开始参加一些运动，增强身体素质。经过 1 年多的调理，小华的血尿酸逐渐恢复至正常水平。

专业科普

随着生活水平的提高和生活方式的改变，我国高尿酸血症的发病率越来越高，并且趋向于年轻化、低龄化，在我国沿海地区儿童高尿酸血症的患病率甚至高达 40%。儿童高尿酸血症或痛风患者与中老年患者相比，与高血压、糖尿病、高血脂的关系显著减弱，而与阳性家族史、肥胖及生长发育史的相关性明显增强。相较于成人，儿童无症状高尿酸血症和痛风的治疗，更强调的是生活方式调整，即在保证正常发育的前提下控制体重，低嘌呤饮食，加强运动锻炼，规律生活作息。但是仍有一部分患儿在积极调整生活方式 6 个月以上血尿酸水平没有得到改善，持续≥ 540μmol/L，需要积极排查有无特殊原因，比如有没有遗传因素或者继发于其他基础疾病，必要时需使用降尿酸药物治疗。

医护箴言

儿童及青少年罹患高尿酸血症，首选低嘌呤饮食、控制体重、适当运动等生活方式调整。积极调整生活方式6个月后血尿酸仍持续≥540μmol/L才考虑药物干预。

降尿酸治疗可以溶解痛风石吗

典型场景

老孙78岁，痛风病史三十余年，十几年前他的右足大脚趾上长了个乒乓球大小的痛风石，害得他只能穿个拖鞋。老孙心想，这痛风石长得真不是地方，影响走路又难看，干脆去医院切掉算了。于是，他来到了骨科，医生看了看他的脚，告诉他可以通过手术将痛风石切除，并且需要到风湿免疫科规范降尿酸治疗。老孙一听，高兴极了，觉得终于可以摆脱这个累赘了。遗憾的是，老孙自认为手术切掉痛风石就万事大吉了，并未到风湿免疫科降尿酸治疗。一年后，老孙的脚上又开始长出了新的痛风石，而且这次不仅长在脚上，连手上也长了。他焦急地数了数，竟然有十多个。老孙终于害怕了，急忙跑到医院去找风湿免疫科医生。

风湿免疫科医生仔细询问了老孙的病情，告诉他：“痛风石是割不完的，如果不控制尿酸，割完了还会长。痛风是由于体内尿酸过高导致的，只有长期控制尿酸水平，才能防止痛风石的再生。如果能把尿酸控制在300μmol/L以下，已经形成的痛风石可以慢慢溶解消失。”老孙起初并不相信医生的话，觉得痛风石怎么可能通过口服药物消失呢？但他也实在是没有别的办法了，总不能一直这样割下去吧。于是，他抱着试试看的心态，开始按照医生的建议进行降尿酸治疗。刚开始，老孙并没有什么明显的感觉，只是每天按时服药，注意饮食。但渐渐地，他发现那些小的痛风石开始逐渐变小，有的甚至消失了。这让他感到十分惊喜，也增强了他继续治疗的信心。就这样，老孙坚持服药已经两年了。现在，他脚上的大部分痛风石都已经消失了，只剩下原来两个比较大的。虽然还没有完全消失，但已经缩小了80%。回想起这几年的经历，老孙感叹说："痛风石虽然顽固，但只要我们找对方法，坚持下去，就一定能够战胜它！"

专业科普

痛风石，也称"痛风结节"，是痛风的一种典型临床表现，是由谷氨酸钠尿酸盐在皮下聚集形成的结晶，可造成痛性的、覆盖皮肤的结节。研究显示，血尿酸在535μmol/L以上时，50%的患者可发生痛风石；未经规范治疗的痛风患者5年发生痛风石风险约为30%，10年约为50%，20年可达72%。

血尿酸控制在300μmol/L以下，维持6个月以上，痛风石可逐渐溶解、缩小，完全溶解痛风石的时间往往需要2年以上，甚至数十年，溶解速度与痛风石的大小和数量、痛风的病程以及尿酸升高的程度均有关系。

医护箴言

规范的降尿酸治疗可以溶解痛风石，一般至少需要6个月，大多需要2年以上，甚至数十年。

肾功能不好，首选哪种降尿酸药

典型场景

老江是位退休多年的老人，今年已经 73 岁了。他患痛风已有十来年，但平时并没有太在意，也没有进行降尿酸治疗。这次体检结果让他大吃一惊：血尿酸高达 720μmol/L，血肌酐也升到了 208μmol/L，肾小球滤过率仅为 26.42mL/min。医生告诉他，他的肾功能已经受损，需要尽快治疗。

老江心里非常害怕，开始四处打听如何降尿酸，听邻居说苯溴马隆降尿酸效果很好，他便自行购买了这种药物，并按照说明书上的剂量每天服用 1 片。两周后，他去医院复查，发现血尿酸降到了 420μmol/L，但血肌酐却升到了 320μmol/L。这让他更加害怕，不明白为什么血尿酸降了，血肌酐却升高了。

于是，老江终于鼓起勇气来到了风湿免疫科门诊。医生详细询问了他的病史和用药情况后，告诉他：“您目前的情况是痛风导致了肾功能不全，苯溴马隆这种药物主要通过肾脏排泄尿酸，但您的肾脏功能已经受损，不适合服用这种药物。正是因为您不正确地用药，导致了肾功能受损加重。”

医生给老江开了小剂量的非布司他，并嘱咐他一定要严格遵循医嘱，按时服药，同时注意饮食和生活习惯的调整。老江听从了医生的建议，开始按时服用非布司他，并定期到医院复查。经过两个月的调整，他的血尿酸逐渐降到了 320μmol/L，血肌酐也降到了 134μmol/L。看到这样的结果，老江非常高兴，他终于找到了适合自己的治疗方法。

专业科普

“肾功能不好”是一种口语化的表达，化验检查表现为血肌酐升高。对于肾功能不好的患者，选择降尿酸药时需要特别谨慎，因为一些药物可能会加重肾脏负担或对肾脏产生不良影响。在众多降尿酸药中，非布司他通常被认为是肾功能不好患者的首选药物。因为非布司他是在肝脏代谢后成为非活性产物，通过胆汁和肾脏排泄，属于多途径排泄药物。故轻、中度肾功能不全患者，无须调整剂量。别嘌醇是在肝脏代谢后成为活性产物——羟基嘌呤，只通过肾脏排泄，属于单途径排泄药物。所以，肾功能不全的患者需要调整剂量。苯溴马隆的主要作用是促进尿酸排泄，通过抑制肾小管对尿酸的重吸收来实现。然而，这一机制在肾功能受损的情况下并不适用。中至重度肾功能不全患者以及患有肾结石的患者都应禁止使用苯溴马隆。

值得注意的是，非布司他虽然是肾功能异常患者降尿酸治疗的首选，但对于肾小球滤过率小于 30mL/min 的患者最大剂量不超过每日 40mg。

肾功能分级表

CKD 分级	eGFR 水平（$mL \cdot min^{-1}$）	肾脏损害情况
1（G1）	≥ 90	正常或增高
2（G2）	60 ~ 89	轻度下降
3a（G3a）	45 ~ 59	轻度 ~ 中度下降
3b（G3b）	30 ~ 44	中度 ~ 重度下降
4（G4）	15 ~ 29	重度下降
5（G5）	＜ 15	终末期肾病

药物选择与肾功能状态

药物	肾功能状态
别嘌醇	GFR 为 50 ~ 90mL/min 时，剂量为常规剂量的 75% GFR 为 15 ~ 50mL/min 时，剂量为 50 ~ 100mg/d GFR < 15mL/min 时或透析患者，禁用
非布司他	G1/G2/G3：无须调整剂量 G4/G5：首选
苯溴马隆	G1/G2：无须调整剂量 GFR 为 20 ~ 60mL/min 时，剂量不超过 50mg/d GFR < 20mL/min 时，不推荐使用

备注：参照《高危高尿酸血症药物降尿酸治疗专家共识（2025 版）》

医护箴言

肾功能不好的痛风患者首选非布司他降尿酸治疗，因为他对肾功能的影响非常小，但重度肾功能不全的患者应慎用。

肝功能不好，首选哪种降尿酸药

典型场景

钱先生，一位年仅 36 岁的青年才俊，正值事业的黄金时期，却不幸被脂肪肝和痛风困扰了四年之久。由于工作繁忙，他常常忽视自己的身体健康，对降尿酸治疗并不上心，偶尔自行服用非布司他，但用药极不规律，总是断断续续的。

今年体检钱先生发现他的血尿酸值高达 513μmol/L，谷丙转氨酶也升至

115U/L。医生告诉他，虽然他之前就有脂肪肝，但肝功能一直正常，而这次肝功能出现了异常，建议他一定要重视起来。钱先生深知自己不能再这样下去了，他决定听从医生的建议，认真选择一种适合自己的降尿酸药。考虑到他既有脂肪肝又有痛风，且现在肝功能已经出现异常，选择药物时必须格外谨慎。

这种情况下，钱先生应该选择哪种降尿酸药呢?

专业科普

肝功能异常在痛风患者中并不少见。此时选择降尿酸药需要考虑药物是否会加重肝损害。肝功能分为 A 级（5 ~ 6 分）、B 级（7 ~ 9 分）、C 级（≥ 10 分），A 级预后最好，C 级预后最差。非布司他在 A/B 级患者中无须调整剂量，C 级慎用；别嘌醇和苯溴马隆在 A/B/C 级中均无须调整剂量。

肝功能分级（Child-Pugh）

赋值	1 分	2 分	3 分
肝性脑病(期)	无	1 ~ 2	3 ~ 4
腹水	无	轻度,易消除	中至重度,难治性腹水
白蛋白 /($g \cdot L^{-1}$)	> 35	28 ~ 35	< 28
总胆红素 /($\mu mol \cdot L^{-1}$)	< 34	34 ~ 51	> 51
凝血酶原时间 / 秒	< 14	15 ~ 17	> 18

从降尿酸药所致肝损伤发生率来看，非布司他和别嘌醇导致肝损伤发生率分别为 2% ~ 13% 和 2% ~ 6%。欧美国家数据显示，苯溴马隆肝功能异常发生率为 1/17 000，在国内尚无这方面数据。

综上所述，肝功能不好的痛风患者应首选苯溴马隆降尿酸治疗，但重度肝功能不全的患者建议肝功能好转后再加用降尿酸药。

医护箴言

肝功能不好的痛风患者首选苯溴马隆进行降尿酸治疗。

心脏不好，首选哪种降尿酸药

典型场景

前几天，本院的医护人员打电话给我，想咨询一下她爸爸痛风的用药问题。

同事：我爸爸痛风很多年了，反复发作！我给他买了最好的降尿酸药——非布司他，但他吃了药反而更痛了，现在走不了路，怎么办？

我：你爸爸痛风几年了？有没有肾脏疾病、心脏病、脑卒中？

同事：痛风十几年了，没有肾脏疾病，但有心肌梗死病史，手术植入过两次支架。去年还出现过一次脑梗死……

我：不建议他服用非布司他，非布司他可能增加心脏病患者死亡风险。

同事：啊？我还以为非布司他是最好的降尿酸药呢！

专业科普

2019 年 2 月 21 日，美国食品药品管理局发布安全性警示公告：与别嘌醇相比，非布司他会增加死亡风险。

患者若有心脏病史或脑卒中史，应告诉医务人员，并详细了解非布司他治疗痛风的利弊。患者在服药期间出现以下症状，应立即寻求医生帮助：胸痛、气短、心跳加速或心律失常、单侧麻木或虚弱、头晕、说话困难、剧烈头痛。可见，有心脏病的患者，不建议使用非布司他。

别嘌醇是竞争性黄嘌呤氧化酶抑制剂（XOI）。慢性心力衰竭患者的心肌细胞广泛存在三磷酸腺苷（ATP）能量缺乏的现象，XOI 是调节 ATP 和嘌呤核苷酸代谢的关键酶，因此 XOI 被认为可以提高衰竭心肌细胞的能量平衡。因此，别嘌醇对心力衰竭患者可能存在获益。

研究发现，苯溴马隆可降低慢性心力衰竭患者的血尿酸水平，但患者的心脏射血分数等心功能指标未见明显改善，提示其心功能并未随血尿酸降低而改善。

临床研究结果显示，别嘌醇与苯溴马隆对痛风患者心血管疾病的风险存在争议。但笔者认为，目前使用别嘌醇治疗时的心血管疾病风险较苯溴马隆小，而且证据较为充足。因此，伴有心脏病的痛风患者首选别嘌醇降尿酸治疗。

医护箴言

非布司他可能增加心血管事件死亡风险，故有心脏病的痛风患者，应谨慎使用非布司他。使用别嘌醇治疗时，心血管疾病风险较苯溴马隆小，故伴有心脏病的痛风患者首选别嘌醇进行降尿酸治疗。

第七章

“痛风神药”和“特效疗法”解析

泰国“痛风神药”止痛效果好，其实是快被淘汰的镇痛药

典型场景

张大伯，63岁，被痛风困扰了整整三年。因一直未得到规范治疗，痛风时常发作，疼痛难忍。今年国庆节，她的女儿从泰国旅游归来，特地带回了一种被称为“痛风神药”的药品。每次痛风发作，张大伯只需服用1～2天，疼痛便神奇地消失了，疗效惊人。

张大伯对此药深信不疑，逢人便推荐这“神药”。小区里的王大伯听闻后，也心动不已，让儿子去购买同款药品。连续服用4天后，王大伯的关节疼痛虽稍有缓解，但却出现了胃痛、食欲缺乏的症状，且在今天早晨解了很多黑色的大便。他急忙赶到医院，胃镜检查提示胃溃疡伴出血。

医生详细询问了王大伯的用药情况，得知他服用的正是张大伯推荐的“神药”——NOXA。医生严肃地告诉王大伯，正是这所谓的“神药”惹的祸，它并不是“神药”，就是一种普通的镇痛药。

这个故事警示我们，治疗痛风切勿盲目相信所谓的“神药”，一定要在医生的指导下进行规范治疗。健康无小事，切勿因一时之便而酿成无法挽回的后果。

专业科普

痛风患者或许耳闻甚至尝试过泰国“痛风神药”，其止痛效果似乎“立竿见影”，赢得了众多病友的青睐。那么，这NOXA究竟有多“神”呢？接下来，我们就来深入探讨一番。

NOXA的主要成分是“PIROXICAM”，实际上就是“吡罗昔康”。吡罗昔康是一种非甾体抗炎药，主要作用就是抗炎、止痛。在我国，吡罗昔康的

价格约为8元/瓶（100片），而泰国NOXA的价格约为130元/瓶（60片）。实属“换汤不换药”，但价格却贵了十几倍。吡罗昔康的不良反应很大，可引起恶心、胃痛等消化道症状，严重者会出现胃溃疡、胃出血，还会导致肝功能异常、血细胞减少、头晕、皮疹、水肿等症状，正是由于其严重的不良反应，目前这个药在我国已经很少使用了，处于被淘汰的边缘。

医护箴言

泰国NOXA实为吡罗昔康片，是一种不良反应较大的“止痛片”。痛风患者切勿盲目迷信“神药”，务必先了解其成分，以免造成严重后果。

新版“痛风特效药”，为什么能特效

典型场景

张先生，是一位老痛风患者，多年来热衷于收集各种民间“痛风神药”。一日，他欣喜地获得了一种名为“新版痛风特效药”的“神药”，止痛效果立竿见影，这让此药在病友中声名鹊起。

然而，不久后的一天，张先生突然出现了黑便、头晕等症状，随后出现休克被紧急送入医院急诊室。经过检查，医生发现他的血红蛋白极低（43g/L），诊断为“上消化道出血”。在急诊科、介入科、消化科等多科室医护人员的全力抢救下，张先生终于脱离了生命危险。

经过追问病史，医生发现导致张先生消化道出血的罪魁祸首正是长期服用的“新版痛风特效药”。这种药物中含有大量激素和非甾体抗炎药，长期服用导致他患上了胃溃疡，进而引发了胃出血。

经过这次惊险的经历，张先生终于意识到正规治疗的重要性。在风湿免疫科医生的指导下，他开始了规范的降尿酸治疗。经过几个月的治疗，他的血尿酸水平稳定地保持在360μmol/L以下，痛风发作次数明显减少。

张先生感慨地说："原来治疗痛风的关键不在于止痛，而在于降尿酸。"

专业科普

新版"痛风特效药"之所以被称为"特效"，主要归功于其迅速止痛的效果。然而，快速缓解疼痛并非真正的治疗之道，而往往成为一些不良商家哄骗痛风患者的手段。这些所谓的"特效药"，其核心成分多为激素和非甾体抗炎药，而非根治疾病的良药。长期使用这些药物会带来很多不良反应，具体如下。

1. 严重骨质疏松　如果长期服用这些含有激素的"特效药"，会出现骨质疏松。严重的骨质疏松会导致全身疼痛，甚至骨折。

2. 反复感染　服用一段时间的"特效药"后，总会出现感冒、咳嗽。其实，这是因为长期服用大量激素导致免疫力下降，从而引发各种感染，如感冒、咳嗽、尿频尿急、腹泻等。

3. 肾功能衰竭，甚至尿毒症　"特效药"中往往含有大量的"吲哚美辛""吡罗昔康"等镇痛药物，长期不规范使用可能损害肾功能，甚至发展成尿毒症。

4. 肝功能损害　长期服用含有大量镇痛药的"特效药"，会损伤肝功能，甚至导致肝衰竭。

5. 血糖、血压、血脂异常　"特效药"含有激素，可引起水钠潴留，糖、蛋白质和脂肪代谢紊乱，从而引发高血压、高血糖、高血脂。此外，抗炎镇痛药也可以诱发高血压。

6. 痛风石　长期服用"特效药"的患者会发现，虽然关节很久不痛了，但却悄然出现了痛风石。这是什么原因呢?因为服用的“特效药”仅能止痛，不能降尿酸。过多的血尿酸会沉积在皮下，导致痛风石的发生。

因此，在选择痛风治疗药物时，患者应保持理性，避免被表面的“特效”所迷惑，寻求专业医生的指导，选择科学、合理的治疗方案。

医护箴言

所谓的“痛风特效药”主要成分基本上是糖皮质激素和抗炎镇痛药，虽然可以临时缓解疼痛，但不良反应很大，且治标不治本，并不能彻底治愈痛风。

“东北大萝卜”治痛风，到底为什么

典型场景

“东北大萝卜”，这个在民间传说中拥有神奇疗效的蔬菜，近来在痛风患者圈子里掀起了一股热潮。

李先生是一位多年的痛风患者，饱受病痛折磨。每当痛风发作，他的关节就如同被烈火灼烧，疼痛难忍。他试过各种治疗方法，但效果都不尽如人意。有一天，他在网络上看到了一篇关于东北大萝卜治疗痛风的文章。文章声称，这种名为“抗风红”的雌性红萝卜是著名遗传学家历经 35 年精心培育的顶级品种，具有神奇的疗效，能够根治痛风。李先生看到这篇文章后，如同发现了救命稻草，决定亲自前往东北寻找这种神奇的萝卜。

他踏上了前往东北的列车，心中充满了期待和希望。经过长途跋涉，他终于来到了传说中的萝卜产地。然而，当他看到那些普普通通的萝卜时，心中不禁有些失望。这些萝卜看起来并没有什么特别之处，怎么可能有治疗痛风的神奇功效呢？但是，李先生并没有放弃，他按照网上的指引，找到了当地的农户，购买了所谓的“抗风红”雌性红萝卜。他满怀希望地回到了家，开始每天坚持食用这种萝卜。然而，一段时间过去了，李先生的痛风并没有得到任何改善。相反，由于他过于依赖这种所谓的“神药蔬菜”，忽视了正规的治疗和饮食控制，病情反而加重了。

最终，李先生不得不再次前往医院接受治疗。医生告诉他，痛风是一种复杂的疾病，需要综合治疗和长期管理。没有任何一种食物或药物能够根治痛风，只有通过科学的饮食控制和药物治疗，才能有效控制病情。

专业科普

痛风是一个家喻户晓的疾病，但存在千奇百怪的治疗乱象。有的人说，吃了东北大萝卜，痛风两年未发作，东北大萝卜火了！那么，东北大萝卜治疗痛风真的有效吗？

我们必须先了解一下痛风的特点。痛风本来就是发作和缓解交替出现的。第一次发作痛风以后，大多数患者需要 6 个月至 2 年时间才会出现第二次发作。

有研究报道，1 年内出现第 2 次痛风发作者占 62%，1 ~ 2 年发作者占 16%，2 ~ 5 年发作者占 11%，5 ~ 10 年发作者占 4%，10 年或以上无第 2 次发作者占 7%。也就是说，即使什么药也不服用，2 年内痛风不再发作的概率也有 30% 左右。

部分患者吃了东北大萝卜后，痛风两年未发作，就认为大萝卜治好了自己的痛风。其实这是自然病程，并不是东北大萝卜起的作用。即便当时什么也不吃，痛风也可能两年不发作。部分商家为了利益，疯狂炒作东北大萝卜可以治愈痛风，甚至有专门的网站介绍和销售，这都是哄骗患者的伎俩，不要相信。

医护箴言

部分患者吃了东北大萝卜，痛风在短期内没有再发作，这是自然病程，并不是大萝卜的疗效。

“祖传秘方”治痛风，到底要不要相信

典型场景

老朱今年 68 岁，痛风病史 10 余年，每次痛风发作都让他饱受疼痛的折磨。8 年前，一位朋友赠予了他祖传的中药秘方“痛风灵”后，他仿佛得到了解脱，每日几粒，痛风之痛便不再来袭。

然而，家人却逐渐发现老朱的体态发生了异样，脸庞日渐圆润，泛红如霞，腹部日益膨胀，四肢却日渐消瘦。他的皮肤也变得越来越薄，脆弱如纸，稍一触碰便会破皮出血，形成瘀斑。更令人担忧的是，近几年老朱相继被诊断患有糖尿病、高血压和慢性肾功能不全，需要服用 7 种药物治疗。

上个月，老朱不慎跌倒，导致股骨颈骨折。医生为他进行了骨密度检查，结果提示严重骨质疏松。经过详细询问病史，医生发现老朱长期服用的“痛风灵”正是罪魁祸首。原来，这所谓的“痛风灵”中，竟含有激素和镇痛药，长期服用会引发很多不良反应。老朱的身体变化，如脸部圆润、腹部膨胀、四肢消瘦、皮肤脆弱，以及糖尿病、高血压、肾功能不全和骨质疏松等，均是由于长期使用激素和镇痛药所致。

医生对此深感惋惜，告诫老朱及家人，“痛风灵”虽能缓解疼痛，但不良反应较大。老朱的遭遇，无疑是药物滥用的一次深刻警示。

专业科普

许多痛风患者对于西药治疗心存疑虑，担心不良反应，而倾向于追求所谓的“祖传秘方”。这些秘方常常宣称“中药制剂”“纯天然”“不伤肝肾”“迅速缓解疼痛”“根治痛风”“永不复发”等。然而，这些“神药”往往只是一包成分不明的药粉，其止痛效果虽立竿见影，但长期服用却可能导致糖尿病、高血压、肾衰竭等不良反应。原来，这些秘方的核心成分竟是激素和镇痛药，其实正是患者不愿接受、不良反应大的药物。

其中，“痛风灵”“风湿灵”“风痛灵”等最具代表性。这些药物虽然打着“中药”的招牌，但在国家药品监督管理局网站上根本无法查询，其实可以被视为“假药”。更为可笑的是，这些药物的包装上常常印有“特效”“秘制”等字样，甚至附有代理电话，进一步暴露了其不正规的本质。

对于痛风这样的炎症性关节炎，使用纯中药治疗效果并不是很好。例如，清代名医张锡纯在《医学衷中参西录》中记载，对于关节红肿明显的关节炎患者，首选阿司匹林，不是中药。实际上，阿司匹林也是一种非甾体抗炎药，与目前常用的双氯芬酸钠、塞来昔布、依托考昔等类似，但阿司匹林的抗炎镇痛效果远远逊色于上述药物。可见，清代名中医已经有相关认知，比如对于痛风这样的炎症性关节炎患者来说，非甾体抗炎药比中药效果好。中药和西药各有所长，不能盲目迷信中药或西药，应该取长补短，尊重科学。

医护箴言

凡是打着“中药秘方”“特效药”“能治断根”“无毒”“无副作用”等字眼的广告全是骗人的，痛风患者一定要擦亮眼睛，以防被骗且伤身。

“痛风神药”
——Febuxostat，并不稀奇

典型场景

王先生，一位中年男子，饱受痛风之苦已有五年。近一年，他的痛风发作越来越频繁，疼痛如同钻心一般，让他焦虑不安。一日，他在朋友聚会上听闻一款药物“Febuxostat”治疗痛风效果不错。心生希望的王先生，立刻找相关渠道购买了这款药物，期待能摆脱痛风。

然而，服药一周后，王先生的左膝关节突发剧烈疼痛，而且超过了以往的任何一次痛风发作。他痛苦不堪，急忙前往医院就诊。检查结果出来后，王先生惊讶地发现，自己的血尿酸值竟然降到了 123μmol/L。他疑惑不解，明明以前血尿酸高达 600μmol/L，这才用药 1 周，血尿酸居然就下降了这么多，但为什么疼痛却更加剧烈了呢？

医生仔细询问了王先生的用药情况，得知他服用了“Febuxostat”后，医生皱起了眉头并解释道，“Febuxostat”就是非布司他的英文表达，是非常常见的降尿酸药。一般使用非布司他的起始剂量为每日 20mg，然而，需要注意的是，部分国家或地区销售的非布司他规格为 80mg/ 片。患者若未仔细甄别药品规格，直接按每日 1 片（80mg）服用，可能导致血尿酸水平骤降，进而诱发痛风急性发作。王先生听后恍然大悟，深刻认识到痛风治疗用药不能道听途说。

专业科普

部分患者盲目推崇所谓的“痛风神药”——“Febuxostat”，实际上就是非布司他。但非布司他有多种规格，指南推荐非布司他的起始剂量为每日 20mg，但部分患者未注意自行购买的非布司他规格，往往起始剂量为每日

80mg/d，导致了血尿酸的快速下降，从而诱发了痛风的急性发作。

医护箴言

目前，国产非布司他的药效并不差，不要盲目跟风自行购买“Febuxostat”。值得强调的是，用药前一定要找专科医生咨询，在排除禁忌证的情况下再使用，使用过程密切监测疗效和副作用，这样才能保证疗效和安全性。

乌鸡白凤丸治疗痛风的由来

典型场景

一天，医生正在忙碌地接待患者。突然，一位身材魁梧、红光满面的中年男子走了进来，他直接对医生说：“医生，我患有痛风很多年了，今天是来开痛风特效药乌鸡白凤丸的。”

医生有些意外，惊讶地问道：“乌鸡白凤丸？您确定是来开这个药吗？您知道这个药是治疗什么病的吗？”

患者有些急切地解释道：“我知道乌鸡白凤丸本来是治疗月经不调的，但我在病友群里听说有专家推荐乌鸡白凤丸治疗痛风，能断根，我也想试试。”

医生眉头微皱，耐心地说：“首先，从西医角度来看，乌鸡白凤丸治疗痛风没有科学依据；其次，从中医角度来看，乌鸡白凤丸用于气血两虚的患者，您这明显不存在虚弱，而且湿热很重，并不符合用药指征。”

患者似乎有些不甘心，继续追问：“可是他们都说中药安全，而且很多人都说有效啊。”

医生严肃地回答：“中药并不一定安全，用药必须掌握适应证，不能盲目跟风。我建议您进行规范的降尿酸治疗，以后痛风可以不再发作。”

患者听了医生的话，似乎有些失望，但他也明白了常规诊疗不会使用乌鸡白凤丸治疗痛风。他叹了口气，说：“好吧，那我先回去再考虑考虑。谢谢您，医生。”

专业科普

乌鸡白凤丸治疗痛风也是基于中医理论与诊断，是定位在“对于脾肾虚损型的痛风患者会有一定的辅助作用”的位置上。但很多患者因为缺乏医学常识，逐渐宣传为“乌鸡白凤丸可以治愈痛风”。因此，大家不要盲目使用乌鸡白凤丸治疗痛风，规范使用西药，如想用中药调理，一定要找专业的中医师进行诊疗。

医护箴言

乌鸡白凤丸治疗痛风尚无循证医学证据，不推荐用来取代西药治疗痛风。

“放血疗法”治疗痛风科学吗

典型场景

老方今年 72 岁，岁月在他的脸上刻下了深深的皱纹，但他的精神依然矍铄。然而，5 年前他被诊断为痛风，这给他的生活带来了不小的困扰。每当痛风发作，那种难以忍受的疼痛让他苦不堪言。有一天，老方的左踝关节再次出现肿痛，让他夜不能寐。他四处打听治疗方法，听人说附近有个诊所的“放血疗法”非常神奇，能够迅速止痛。老方心动不已，决定亲自去尝试一下。

他来到了那家诊所，只见里面摆满了各种古老的医疗器具，墙上挂着一些看似神秘的宣传资料。医生自信满满地向老方介绍“放血疗法”的种种好处。老方听得津津有味，觉得这或许就是他的救星。医生拿出一根三棱针，在老方的左踝关节上扎了几下。老方只感到一阵刺痛，随后便有血珠渗出。医生告诉他，这是在排出体内的“毒素”，很快就会好起来的。

然而，事情并没有像医生说的那样顺利。放血后，老方的关节肿痛不仅没有减轻，反而越来越重。3 天后，他开始感到畏寒、寒战，寒战过后便是高热不退。家人见状，急忙将他送往了医院。进行血培养检查后结果提示有金黄色葡萄球菌感染。他被诊断为败血症，这是一种严重的全身性感染疾病。若感染不能有效控制，可危及生命。而感染的原因就是“放血疗法”。

经过医生的精心治疗，老方的病情逐渐稳定下来。他也开始反思自己的健康观念和行为方式。他意识到，健康不是儿戏，不能轻易相信那些没有科学依据的疗法。他决定以后一定要选择正规的医院和医生进行治疗，不再盲目跟风。

专业科普

“放血疗法”是指用三棱针、粗毫针或小尖刀刺破或划破人体特定的浅表脉络，放出少量血液，达到治疗疾病的一种方法。传统医学认为“放血疗法”具有泻火解毒、消肿止痛等作用，并广泛用于各种痛证的治疗。但“放血疗法”也有一定的问题。皮肤需要被刺破，如果未进行规范的消毒，很容易出现局部感染，甚至出现败血症，危及生命。

痛风的止痛治疗在现今社会并不是难题，很多药物的止痛效果远好于“放血疗法”，且安全性较好。因此，并不推荐使用“放血疗法”来治疗痛风。

医护箴言

“放血疗法”是一种传统的中医疗法，有相关的适应证，一定要在正规医院进行诊断后再使用。一般来说，“放血疗法”的止痛效果不及当今常用的非甾体抗炎药，故不推荐痛风患者尝试“放血疗法”治疗痛风。

“蜂毒疗法”治疗痛风科学吗

典型场景

老赵今年62岁，与痛风相伴已有十多个年头。近几年，痛风发作越来越频繁，疼痛让他夜不能寐，备受困扰。一个偶然的机会，老赵听说“蜂毒疗法”对治疗痛风有奇效。他心生希望，决定亲自尝试。于是，他从网上购买了数十只活蜂，准备自己在家进行蜂毒治疗。

老赵并不了解蜂毒疗法的正确操作方法和潜在风险，他简单地将活蜂放在疼痛部位，让蜜蜂蜇刺自己。一开始，他感到有些刺痛，但想到能缓解痛风，便咬牙坚持。不料，半小时后，老赵突然晕倒在地，四肢冰凉，嘴唇发紫。家人发现后惊恐万分，立即拨打120将他送往医院。老赵被诊断为过敏性休克，幸亏送医及时，才捡回一条命。医生告诉老赵，他对蜂毒过敏，这种自行在家进行的蜂毒疗法极其危险。

专业科普

“蜂毒疗法”是利用蜜蜂蜇刺人体穴位或特定部位，以达到治疗疾病的目的。蜂毒治疗疾病在民间应用已久，最早的书面记载是在明代方以智所著《物理小识》。国外对蜂毒的应用也有很长的历史，据出土文物记载，古埃及、古印度、古罗马等都曾用蜂毒治疗风湿病。对蜂毒疗法系统的研究始于20世纪40年代。房柱于1957年率先在《中国养蜂杂志》发表《蜂毒疗法概述》，综述蜂毒疗法的医疗应用。蜂毒中含有多种生物活性成分，如多肽、酶类、生物胺等，这些成分具有抗炎、镇痛、免疫调节等作用，故被用于止痛治疗。但正是由于蜂毒成分复杂，所以非常容易引起过敏反应，严重者可出现过敏性休克，危及生命。

目前，有很多缓解痛风患者疼痛的药物，且不良反应少、可控。因此，并不推荐痛风患者冒险使用“蜂毒疗法”。

医护箴言

蜂毒疗法虽然有一定的抗炎、止痛作用，但蜂毒中含有很多致敏物质，容易导致过敏，严重者会出现过敏性休克，危及生命。不推荐痛风患者采用蜂毒疗法。

血液净化可以根治痛风吗

典型场景

老王是一位被痛风困扰多年的患者，他一直梦想着能够找到根治的办法。有一天，他在网上看到一则广告，声称使用血液净化技术，一周内就能将血尿酸降到正常水平。老王心动不已，决定尝试一下。他花了两万元，连续做了三次血液净化治疗。果然，复查时血尿酸水平降到了正常范围，老王欣喜若狂，以为自己终于摆脱了痛风的困扰。

然而，好景不长。一个月后，老王再次化验，发现血尿酸又升高了。他感到十分不解，于是又联系了那家医院。医院告诉他，这是因为老王体内的尿酸太多了，需要再做两个疗程才能彻底解决问题。老王半信半疑，决定来到风湿免疫科门诊咨询专业医生的意见。医生告诉他，血液净化虽然可以在一定程度上降低血尿酸水平，但由于血尿酸是持续产生的，如果停止，血尿酸必然上升。正规医院不会采用血液净化来专门降尿酸，但部分私立医院采用这种方法增加营收。老王终于明白，自己盲目从医了，决定在正规医院规范治疗。

专业科普

慢性肾衰竭终末期（尿毒症期）患者，由于肾功能严重衰退，无法有效排泄体内的毒素和代谢产物，给患者带来了极大的健康威胁。鉴于此，医生们创造性地提出了一种解决方案：将患者的血液引出体外，通过专业的过滤设备进行净化，去除其中的毒素和代谢产物，然后再将净化后的血液输回体内。这种技术最初被称为"人工肾"，顾名思义，就是用人工的方法替代肾脏的功能。目前这种技术被称为血液净化，包括血液透析、血液滤过、血液灌流、血浆置换、免疫吸附等。

尽管通过血液净化可以短暂地去除患者体内的尿酸，但尿酸是体内持续产生的物质。一旦停止血液净化治疗，血尿酸水平往往会再次上升。因此，血液净化主要起到的是临时降低血尿酸的作用，并不能长期控制尿酸水平。

医护箴言

血液净化（血液透析、血液滤过、血液灌流、血浆置换、免疫吸附等）只能临时降低血尿酸水平，并不能将痛风治愈。

“汗蒸”可以降尿酸吗

典型场景

钱先生 31 岁，平时身体健康，但今年的体检报告却显示他的血尿酸高达 510μmol/L，这让他有些担心，急忙上网查找应对策略。看到有人分享汗蒸不仅可以排毒，还能帮助排泄尿酸。钱先生心想，这或许是个不错的办法，于是决定试试看。

接下来的一个多月，钱先生坚持天天去汗蒸，每次都汗流浃背，仿佛真的在排出体内的毒素和尿酸。他满怀期待地去医院复查，可结果却让他大失所望——血尿酸不仅没有下降，反而还升高了。

钱先生感到十分不解，他明明已经排了这么多汗，为什么血尿酸却没有下降呢？带着这个疑问，他决定去找医生问个究竟。

专业科普

人体每天排出尿酸的量约为 700mg，2/3 通过肾脏排泄，1/3 通过肠道排泄。汗液中确实含有一定的尿酸，但是汗液的主要成分是水，1kg 的汗液中只有 6mg 的尿酸。可见，通过汗液排泄的尿酸几乎可以忽略不计。值得一提的是，大量出汗后，人体的血容量会减少，导致肾脏供血不足，间接引起肾脏排泄尿酸减少，影响到了尿酸最主要的排泄途径，故反而导致血尿酸升高。必须提醒大家的是，如果大量出汗，需要及时补充水分，保证尿量每日大于 2 000mL，才能不影响肾脏对尿酸的排泄。

医护箴言

出汗排出的尿酸极少，如果没有及时补充水分，反而会因为血容量减少，影响肾脏排泄尿酸。

干细胞疗法可以治愈痛风吗

典型场景

王先生今年 41 岁，已被痛风困扰了整整八年。在这漫长的岁月里，他饱受疼痛的折磨，一直想有一天能彻底摆脱痛风。某天，他在网上偶然看到一则信息，某医疗机构推出了一种干细胞疗法，声称能够彻底治愈痛风。这个消息让王先生激动不已，仿佛看到了摆脱痛风的希望。

然而，当得知这项疗法需要花费高达六万元时，他又有些犹豫了。毕竟，这不是一笔小数目。于是，王先生决定回家与妻子商议。妻子是个理智的人，她听完王先生的描述后，提出了一个疑问：“如果真的能治愈痛风，为什么这么多大的正规医院都没有开展这项技术呢？”这个问题让王先生陷入了沉思。

为了谨慎起见，王先生决定先咨询一下当地医院风湿免疫科医生的意见。

专业科普

目前，干细胞治疗痛风仍处于研究和试验阶段，但一些初步的研究结果显示了干细胞在痛风治疗中的潜在作用。需要注意的是，目前关于干细胞治疗痛风的研究还相对有限，尚需要进一步的临床试验和研究来证实其疗效和安全性。此外，干细胞治疗还面临一些挑战，如干细胞的来源选择、移植后的存活和功能维持等问题。

医护箴言

干细胞治疗痛风仍处于试验阶段，其长期疗效和不良反应并不十分清楚。

第八章

痛风杂谈

痛风患者可以接种疫苗吗

典型场景

老王和老李是多年的邻居，关系一直很好。两人都患有痛风，平时经常交流病情和养生之道。今年，社区组织接种流感疫苗，老王和老李都打算接种。不巧的是，老王痛风发作，只好去医院治疗。他趁机咨询了主治医师关于痛风患者能否接种疫苗的问题。医生告诉他，痛风急性发作期不建议打疫苗，最好等疼痛完全缓解后再考虑。老王听完医生的建议，心里有些失落。他赶紧给老李打了个电话，告诉他痛风患者不能打疫苗的消息。没想到，老李却说自己刚刚也咨询了主治医师，得到的答复是痛风患者可以打疫苗。老王一听，顿时有些疑惑。两人商量后，决定一起去问问医生，弄清楚到底是怎么回事。医生耐心地解释说，痛风患者在急性发作期注射疫苗可能会加重症状，或者影响抗体产生，故不建议接种。而老李的情况属于稳定期，没有基础病和特殊用药史，可以接种疫苗。老王和老李这才恍然大悟，原来是因为病情阶段不同，所以医生的建议也不同。

专业科普

痛风患者能否接种疫苗，需要综合考虑多方面因素，包括痛风分期、合并症、基础疾病、用药情况以及疫苗种类等，因此不能一概而论。

1. 痛风分期　急性发作期通常表现为关节红、肿、热、痛，此时接种疫苗可能加重炎症反应，或者影响疫苗疗效，故不建议此时接种疫苗。痛风缓解期，一般没有症状，可以接种疫苗。

2. 痛风合并症　痛风容易合并高血压、糖尿病、心脏病、脑血管疾病等，若上述疾病控制较差，也应暂缓接种疫苗。

3. 基础疾病 部分患者可能患有自身免疫性疾病、肿瘤等基础疾病，也要根据病情是否稳定及疫苗种类决定能否接种。

4. 用药情况 少数患者使用生物制剂、细胞毒性药物、免疫抑制剂等治疗方法，需要考虑能否接种或接种的时机。

5. 疫苗种类 疫苗可分为灭活疫苗、减毒活疫苗、重组蛋白疫苗、亚单位疫苗、基因工程疫苗等。每种疫苗都有其对应的禁忌证和适应证。

综上所述，痛风患者在接种疫苗前，应告知医生自身病情、合并症、用药情况以及疫苗种类等信息，以便医生综合评估，给出合理的疫苗接种建议。

医护箴言

痛风患者处于痛风急性发作期时不建议接种疫苗，稳定期需要考虑基础疾病、用药史和疫苗种类等情况，综合评估。

备孕需要停用降尿酸药吗

典型场景

王先生今年 30 岁，正值人生的黄金时期。然而，他却被痛风这个顽固的疾病困扰了七年之久。近两年痛风发作越来越频繁，他不得不去医院规范治疗。8 个月前，他遵医嘱口服苯溴马隆降尿酸治疗，痛风发作次数明显减少，近 3 个月痛风未发作，这让他高兴不已。

1 年前，王先生遇到了他的真爱，是一位温柔善良的女孩。两人一见钟情，很快便坠入爱河。双方父母见他们感情稳定，便催着他们赶紧结婚生子。王先生也觉得自己年纪不小了，应该尽快组建一个幸福的家庭。然而，就在他们计划着未来美好生活的时候，王先生却陷入了困境。他担心长期服用苯溴马隆会对生育产生不良影响，于是决定停药。可是，停药后不久，痛风又开始发作，每次发作都让他痛不欲生。

王先生陷入了两难境地，不知道该如何抉择。他既想拥有一个健康的宝宝，又想摆脱痛风的折磨。他尝试寻找其他治疗方法，但效果都不尽如人意。于是，王先生又去找主治医师以期获得答案。医生告诉他，苯溴马隆是否影响生育目前尚无明确证据，但一般做法是男性患者先停药 3 个月后再备孕，比较安全。在停用降尿酸药期间可以通过生活方式调整、饮食控制、多饮水等方式进行非药物干预，待妻子成功怀孕后再使用降尿酸药治疗。王先生听了医生的话，不再焦虑。他调整了自己的饮食，减少了高嘌呤食物的摄入，增加了运动，努力改善身体状况。半年后妻子顺利怀孕，开始了新的生活篇章。

专业科普

降尿酸药对生育有无影响目前尚缺乏循证证据，但出于安全性考虑，一般建议如下。

1. 抑制尿酸合成药物　代表药物为别嘌醇和非布司他，建议停用 3 个月再备孕，女性孕期禁止使用。

2. 促进尿酸排泄药物　代表药物为苯溴马隆，建议停用 3 个月后再备孕，女性孕期禁止使用。

3. 碱性药物　代表药物为碳酸氢钠和枸橼酸钾。女性生育器官呈碱性，含较高浓度的碳酸氢根离子，可以为正常孕期提供保证，所以女性备孕期、孕期均无须停用碱性药物。但碱性药物可干扰睾丸内的酸性环境，影响精子产生，所以男性备孕期应停用。

4. 根据医生的经验，若血尿酸持续达标 2 ~ 3 年，短期停用降尿酸药痛风复发概率较低。因此，建议有备孕计划的痛风患者尽早规范降尿酸治疗。

医护箴言

为了避免药物因素对胎儿的影响，建议备孕前3个月停用降尿酸药。

男性备孕期间痛风急性发作，哪些药物可以选择

典型场景

李先生今年28岁，正值青春年华，然而痛风这个顽疾却已经“纠缠”了他两年之久。今年，他迎来了人生的一大喜事——娶妻成家，并满怀期待地准备迎接新生命的到来。

然而，就在这个幸福的时刻，痛风再次发作了。李先生的右踝关节红肿疼痛，仿佛刀割一般。他心中焦虑万分，担心吃药会影响备孕。于是，他强忍着疼痛，不愿用药。可是，关节肿痛越来越重，痛得他大汗淋漓，无法下地行走，只能坐在轮椅上，被家人推着来到急诊就诊。医生仔细检查后，告诉李先生一个欣慰的消息：男性备孕期间可以使用非甾体抗炎药、秋水仙碱和激素来缓解疼痛，这些药物对于男性来说并不影响备孕。听到这个消息，李先生心中的重担终于放下了，经过医生的治疗关节肿痛很快缓解。

专业科普

男性备孕期间痛风急性发作，药物选择建议如下。

1. 非甾体类抗炎药 如布洛芬、双氯芬酸钠、洛索洛芬钠、美洛昔

康、塞来昔布、依托考昔、艾瑞昔布等，备孕男性可使用，建议痛风急性期尽早使用，缓解后及时停药。

2. 秋水仙碱 目前国内、外指南或专家共识均认为备孕期男性患者可服用小剂量秋水仙碱。

3. 糖皮质激素 建议使用时遵医嘱，按最低有效剂量使用，并在缓解后及时停药，以降低潜在的不良反应。

医护箴言

男性备孕期间可以使用非甾体抗炎药、秋水仙碱和激素，没必要把“小痛”熬成“大痛”再来就诊。

女性备孕期和孕期痛风急性发作，哪些药物可以选择

典型场景

林女士，一位温柔而坚韧的31岁女性，已经与痛风这个“不速之客”相伴了两年。然而，就在她怀孕16周的时候，痛风再次发作，她的左足第1跖趾关节红肿疼痛，每走一步都像踩在刀尖上。

面对疼痛的折磨，林女士心中充满了纠结。她怕用药会影响到肚子里的宝宝，但是不用药，疼痛又让她无法忍受。在左右为难之际，她决定去看医生。医生在仔细评估了她的病情后，决定给她使用双氯芬酸钠联合秋水仙碱进行治疗。这两种药物的效果非常显著，林女士的疼痛很快就得到了缓解，胎儿检查也未见异常。

然而，就在林女士怀孕32周的时候，她的左膝关节突然又肿又痛。林

女士这次并未害怕，准备使用上次医生推荐的双氯芬酸钠和秋水仙碱进行治疗。但是，细心的丈夫觉得还是应该再去医院咨询一下医生的意见。于是，夫妻俩再次来到了医院。医生告诉他们，孕晚期不适合使用双氯芬酸钠，因为这可能会导致胎儿动脉导管早闭。听到这个消息，夫妻二人都吓出了一身冷汗，幸好他们没有擅自用药。医生给林女士调整了治疗方案，改用小剂量的激素联合秋水仙碱进行治疗，林女士的膝关节疼痛很快好转。

经历了这次波折，林女士和丈夫都深刻地认识到了孕期用药的重要性。他们庆幸自己没有盲目用药，而是选择了听从医生的建议。同时，他们也更加珍惜这个即将到来的小生命。

专业科普

女性患者孕期痛风急性发作建议如下。

1. 秋水仙碱 女性患者在备孕期和整个妊娠期均可使用秋水仙碱。

2. 非甾体类抗炎药（NSAIDs）使用注意事项

（1）育龄期女性使用 NSAIDs 可能出现短暂性不孕，因而对于受孕困难的女性，备孕期间应尽量避免使用。

（2）在孕早期，使用 NSAIDs 可能造成羊水产生过少及自然流产的风险增加，此阶段应尽量避免使用。

（3）在孕中期，使用 NSAIDs 相对安全，首选非选择性环氧化酶抑制剂（双氯芬酸钠、洛索洛芬钠等）。在此阶段使用 NSAIDs，仍存在胎儿肾功能损害、羊水减少的风险，通常在用药数日至数周后出现，大部分情况下停用 NSAIDs 可恢复。因此，如孕中期必须使用 NSAIDs，应尽可能使用最小有效剂量和最短使用时间。

（4）在孕晚期，使用 NSAIDs 可显著升高胎儿动脉导管早闭的风险，应避免使用。

（5）对乙酰氨基酚是孕期相对最安全的解热镇痛药物。

（6）当布洛芬≤1 600mg/d 时，分泌至乳汁中的药量较低，是哺乳期相对安全的 NSAIDs。

3. 糖皮质激素　泼尼松、泼尼松龙、甲泼尼龙可被胎盘灭活，仅少量进入胎儿血循环，可用。建议在医生的指导下小剂量使用，尽早停用。地塞米松、倍他米松可通过胎盘，孕期避免使用。

医护箴言

秋水仙碱在备孕期、孕期和产后均可以使用，但 NSAIDs 的应用应该考虑妊娠分期，可被胎盘灭活的激素也可以使用。

家庭自测血尿酸可以代替医院复诊吗

典型场景

老田，今年 75 岁，痛风病史 8 年。近两年，痛风的发作越来越频繁，如同一位不请自来的恶客，时常打乱他平静的生活。为了摆脱这恼人的痛风，老田决定去医院寻求专业的治疗。医生详细询问了老田的病情，并给他进行了详细的饮食和生活方式指导。同时，还为他制订了“非布司他 20mg/d 联合秋水仙碱 0.5mg/d”的治疗方案，并明确告知他服药 2 周必须复诊随访，将血尿酸控制在 360μmol/L 以下。老田认真记下了医生的嘱咐，决定严格按照医嘱进行治疗。

由于老田年纪较大，每次去医院都需要儿子陪伴。但儿子工作繁忙，不能时常陪在身边。为了方便监测血尿酸水平，儿子特地从网上为老田购买了一台尿酸仪。老田多次测量血尿酸值都在 360μmol/L 以下，这让他倍感欣慰。为了方便购药，老田开始自行前往药店购买所需药物，并未按照医生的建议进行随访。

然而，两个月后的一天，老田发现自己面色发黄，并感到全身无力。他意识到情况不对，赶紧在儿子的陪同下再次来到医院。检查结果显示谷丙转氨酶高达268U/L，远超正常值，提示肝功能严重受损。医生严肃地告诉老田和他的儿子，这很可能是秋水仙碱的不良反应所致。如果再继续服用下去，可能会导致无法挽回的后果。听到这个消息，老田和儿子都惊出了一身冷汗。医生立即为老田停用了秋水仙碱和非布司他，并给予护肝治疗。经过一周的住院治疗，老田的谷丙转氨酶逐渐恢复了正常。看着父亲逐渐康复，儿子深感庆幸和懊悔。他后悔没有坚持带父亲去医院随访，也庆幸及时发现并解决了问题。这次经历让老田和他的儿子深刻认识到了遵医嘱的重要性。

专业科普

尿酸仪有些类似于血糖仪，测量的是指尖毛细血管的血，具有测量方便、快速的优点，测量的数值和医院测的静脉血尿酸数值具有良好的相关性，痛风患者可以使用尿酸仪来监测血尿酸的波动情况。

但痛风患者服用降尿酸药后，不仅需要监测血尿酸是否达标，还需要监测药物所致的不良反应。因此，建议服药后定期监测血尿酸、肝肾功能、血常规、尿常规等。尿酸仪只能监测血尿酸，无法监测肝肾功能来评估药物不良反应。

医护箴言

尿酸仪只能测血尿酸，无法监测药物不良反应。家庭自测血尿酸不可以代替医院的化验检查。

痛风石必须做手术吗

典型场景

林先生，65 岁，痛风病史 13 年，一直没有接受规范的治疗，不仅痛风发作越来越频繁，两年前耳后还开始出现了痛风石。随着时间的推移，痛风石越长越多，甚至蔓延到了他的手背，形成了一个核桃大小的肿块，让他厌恶不已。

终于有一天，林先生下定决心要去医院寻求治疗。他来到了骨科门诊，直接要求医生为他切除痛风石。术后，林先生看到手背的痛风石不见了，非常高兴。然而，术后一个月过去了，手术切口却迟迟没有愈合，反而出现了红肿、疼痛等症状。更糟糕的是，林先生发现自己的足背上也长出了新的痛风石。他痛苦不已，感到十分绝望。

在儿子的陪同下，林先生来到了风湿免疫科寻求帮助。医生详细询问了林先生的病史和治疗情况，告诉他痛风石大多不需要手术治疗，规范的降尿酸治疗才是关键。通过降低血尿酸水平，不仅可以临床治愈痛风，还可以让已有的痛风石逐渐缩小甚至消失。听到这个消息，林先生仿佛看到了希望的曙光。他决定听从医生的建议，开始接受规范的降尿酸治疗。经过 1 年的精心治疗，林先生的痛风未再发作，痛风石也开始逐渐缩小，这让林先生信心倍增。大约治疗了 2 年，他惊喜地发现全身的痛风石都消失了。他感到无比庆幸和感激，终于摆脱了多年的痛风困扰。

专业科普

治疗痛风石首选的方法是降尿酸，将血尿酸水平持续将至 300μmol/L 以下，痛风石会逐渐变小，甚至消失。手术切除痛风石是不得已的方法，且痛风石术后，手术切口往往很难愈合。手术切除痛风石的指征如下。

1. 经内科保守治疗，血尿酸已稳定在 300μmol/L 以下，痛风石未见好转，且影响关节功能或外观，或仍有疼痛者。

2. 痛风石有破溃风险或已破溃不愈合或继发感染者。

3. 痛风石已累及骨与关节，且破坏程度仍在加重者。

4. 痛风石压迫神经、血管或肌腱，并出现相应症状，经保守治疗无效者。

5. 全身多处痛风石，或合并严重肾功能不全者，减负治疗。

医护箴言

将血尿酸水平降至 300μmol/L 以下是溶解痛风石的首选方法。只有严重影响关节功能或合并感染等特殊情况，才建议选择手术切除痛风石。

痛风患者应该到哪个科室就诊

典型场景

张先生，一位年届六旬的老者，患痛风已长达十年。长久以来，他对痛风的治疗存在误解，深信只要让关节不痛就行。因此，每当痛风来袭，他便匆匆前往疼痛科寻求帮助。起初，口服药物尚能短暂平息疼痛，然而随着病程的延长，每次发作都需要依赖静脉激素治疗，且治疗时长从最初的几天延长至十天之久，这让张先生备感煎熬。

一日，张先生惊恐地发现，自己脚上竟生出坚硬的肿块，这些肿块逐渐膨胀，最终破溃，流出白色豆渣般的物质。他误以为脚部已化脓，匆忙向感染科医生求助。感染科医生告知这是痛风石破溃，不是感染，遂将其转诊至骨科。经过手术，痛风石被清除，但骨科医生深知这并非根治之法，建议张先生前往风湿免疫科进一步治疗。

风湿免疫科的医生详细询问了张先生的病史，并进行了一系列化验检查。医生告诉他，尽管他的痛风病情严重，但通过规范的降尿酸治疗，仍有望让痛风停止发作。这需要至少半年的时间，且必须严格遵循医嘱。张先生首次听闻痛风竟有可能不再发作，眼中闪过一丝希望，他坚定地表示，一定严格遵循医生的指导。经过半年的降尿酸药治疗和生活方式的调整，张先生的痛风发作次数显著减少，痛风石也逐渐缩小。他终于摆脱了长期以来的痛风困扰，每每与人交谈，都会感慨万分地说：“治痛风，还是要找风湿免疫科医生。”

专业科普

痛风作为一种代谢性风湿病，其治疗方案的制订多数由风湿免疫科的专家负责。国际相关指南也主要由风湿免疫科医生参与制定，这确保了治疗方案的权威性和专业性。在多数医院，痛风患者的诊治工作主要由风湿免疫科医生承担，他们凭借深厚的专业知识和丰富的临床经验，能够为患者提供精准的诊断和个性化的治疗方案。

然而，我们也注意到，在某些医院，疼痛科、骨科、普通内科、全科医学、中西医结合科、老年科等多个科室也在诊治痛风患者。尽管这些科室的医生对痛风也有一定的了解和知识储备，但在治疗的规范性和专业性方面，往往难以与风湿免疫科相提并论。

因此，为了确保痛风患者能够得到最专业、最规范的治疗，我们建议痛风患者首选风湿免疫科就诊。在这里，患者将得到全面、系统的检查和治疗，从而有效控制病情，达到临床治愈。

医护箴言

痛风患者应首选风湿免疫科就诊。